Die Stress-Kur

Das Gehirn nutzen, um Hormone zurückzusetzen und Entzündungen zu reduzieren

Von Joe Correa

Veröffentlicht von Live Stronger Faster

Dieses Buch dient ausschließlich Bildungs- und Informationszwecken. Der Autor und der Verlag erbringen keine rechtliche, finanzielle oder andere professionelle Beratung. Leser sollten einen qualifizierten Fachmann konsultieren, bevor sie finanzielle Entscheidungen treffen.

Erste Auflage

Inhaltsverzeichnis

Einleitung

Stress ist still und unauffällig zur unsichtbaren Epidemie des modernen Zeitalters geworden. Es verbirgt sich hinter unserer Produktivität, unserer ständigen Erreichbarkeit und unserem unaufhörlichen Streben nach mehr. Das Gehirn, das ursprünglich dafür geschaffen wurde, uns durch kurze Ausbrüche von Adrenalin und Cortisol zu schützen, lebt heute in einem dauerhaften Zustand erhöhter Alarmbereitschaft. Das Ergebnis ist ein System, das einst wunderbar anpassungsfähig war und sich nun gegen uns richtet – und hormonelle Ungleichgewichte, chronische Entzündungen, Gewichtszunahme, Angstzustände, Depressionen und sogar Autoimmunerkrankungen verursacht. Doch was viele Menschen noch immer nicht erkennen, ist, dass das Gehirn selbst den Schlüssel besitzt, dieses Muster umzukehren. Dieselben neuronalen Schaltkreise, die Stressreaktionen auslösen, können neu programmiert werden, um Ruhe zu erzeugen, Hormone ins Gleichgewicht zu bringen und Entzündungen im gesamten Körper zu reduzieren. Dieses Buch widmet sich genau dieser Aufgabe: Ihnen zu zeigen, wie das möglich ist.

Der Zweck von **Die Stress-Kur** besteht nicht darin, Stress vollständig zu eliminieren – das ist unmöglich – sondern Ihre Beziehung zu ihm zu verändern. Das Gehirn kann lernen,

Stresssignale anders zu interpretieren und dadurch den biologischen Schaden zu reduzieren, den sie verursachen. Durch Neuroplastizität, Achtsamkeit, Atemregulation und mentale Neubewertung können Sie Ihr Gehirn trainieren, Stress von einer zerstörerischen Kraft in eine heilende zu verwandeln. Dabei handelt es sich nicht um bloßes positives Denken oder Wunschpsychologie. Es ist Neurowissenschaft, gestützt auf jahrzehntelange Forschung, die zeigt, wie die Wahrnehmung von Bedrohung durch das Gehirn direkt die hormonelle Ausschüttung und entzündliche Reaktionen im Körper bestimmt. Wenn das Gehirn sich sicher fühlt, beginnt der Körper zu heilen. Wenn es Gefahr wahrnimmt — ob real oder eingebildet — überschwemmt es den Blutkreislauf mit chemischen Botenstoffen, die nach und nach jedes System des Körpers belasten.

Dieses Verständnis verändert alles. Chronischer Stress sorgt nicht nur dafür, dass Sie sich angespannt fühlen — er verändert Ihre Biologie. Er verändert Ihr Darmmikrobiom, verlangsamt die Verdauung, schwächt das Immunsystem, erhöht den Blutzuckerspiegel und beschleunigt sogar die Zellalterung, indem er Telomere verkürzt. Er stört den Schlaf, die Konzentration und die emotionale Stabilität. Doch die hoffnungsvolle Wahrheit ist, dass diese Effekte umkehrbar sind. Das menschliche Gehirn ist in der Lage, die Homöostase wiederherzustellen — das natürliche Gleichgewicht, in dem jedes Organ und jedes Hormon harmonisch zusammenarbeitet. Wenn Sie Ihr Gehirn neu trainieren, das parasympathische Nervensystem zu aktivieren – den „Ruhe- und Reparaturmodus" – beginnen tiefgreifende Heilungsprozesse. Dieser Prozess erfordert weder Medikamente noch Isolation oder drastische Lebensstilveränderungen. Er beginnt mit Bewusstsein und kleinen, bewussten Praktiken, die Ihr Gehirn auf Ruhe und Kontrolle neu ausrichten.

Im Verlauf dieses Buches werden Sie entdecken, dass Stress nicht Ihr Feind ist, sondern eine Botschaft Ihres Körpers, dass etwas in Ihrem Inneren nach Gleichgewicht verlangt. Es ist ein Signal, kein Urteil. Jedes Mal, wenn Sie bewusst auf Stress reagieren – mit einem Atemzug, einem Perspektivwechsel oder einem Moment der Dankbarkeit – verändern Sie buchstäblich Ihr Gehirn. Die Amygdala, die für Angst und Überlebensinstinkte verantwortlich ist, wird weniger reaktiv, während der präfrontale Kortex, der für Vernunft und Entscheidungsfähigkeit zuständig ist, stärker wird. Mit der Zeit hört Ihr Gehirn auf, falsche Alarmsignale an den Körper zu senden, wodurch die Ausschüttung von Cortisol und Adrenalin reduziert wird. Während dies geschieht, beginnen Entzündungsmarker zu sinken, Ihr Immunsystem stabilisiert sich, und Ihre Energie kehrt zurück. Sie beginnen, sich leichter, klarer und widerstandsfähiger zu fühlen.

Dieses Buch führt Sie Schritt für Schritt durch den Prozess, die Stressreaktion Ihres Gehirns neu einzustellen. Sie lernen, wie Sie durch Atem- und Entspannungstechniken den Vagusnerv aktivieren, wie Visualisierung genutzt werden kann, um Entzündungen zu reduzieren, und wie Sie tägliche Gehirn-Trainingsrituale entwickeln, die Ihre Physiologie verändern. Sie werden auch erkennen, wie bestimmte Gedanken — oft subtil und unbewusst — Sie in einer chronischen Stressschleife festhalten. Wenn Sie diese Denkmuster identifizieren und ersetzen, heilen Sie nicht nur emotional, sondern auch biochemisch. Hormone wie Cortisol, Insulin und Adrenalin beginnen sich zu stabilisieren, während Serotonin, Dopamin und Oxytocin auf natürliche Weise ansteigen und Gefühle von Ruhe und Verbundenheit fördern.

Es ist wichtig zu verstehen, dass Stressmanagement nicht Vermeidung bedeutet, sondern Anpassung. Sie können nicht jeden äußeren Faktor kontrollieren — Ihren Job, Beziehungen oder weltweite Ereignisse — aber Sie können Ihre innere Reaktion kontrollieren. Ihr Gehirn kann durch konsequentes Training zu einem kraftvollen Regulator Ihrer Gesundheit werden. Sie können ihm beibringen, Herausforderungen als Chancen für Wachstum statt als Bedrohungen zu interpretieren. Sie können es trainieren, Signale der Sicherheit an Ihre Organe und Zellen zu senden. Sie können es sogar nutzen, um entzündliche Zustände umzukehren, die möglicherweise seit Jahren bestehen. Die moderne Neurowissenschaft bestätigt heute, dass die Wahrnehmung des Geistes einen größeren Einfluss auf die Chemie des Körpers hat, als man früher angenommen hat.

Am Ende dieser Reise werden Sie Stress aus einer völlig neuen Perspektive betrachten. Sie werden ihn als biologischen Prozess sehen, den Sie beeinflussen können — nicht als unkontrollierbare Kraft, die Ihr Leben bestimmt. Sie werden verstehen, dass Ihre Gedanken nicht abstrakt sind; sie sind elektrische Impulse, die Ihre Hormone und Immunreaktionen formen. Sie werden erkennen, dass Entspannung kein Luxus ist, sondern eine therapeutische Notwendigkeit. Die Übungen und Erkenntnisse in **Die Stress-Kur** sind darauf ausgelegt, Ihnen praktische Kontrolle über Ihre Physiologie zu geben, damit Sie länger leben, langsamer altern und sich emotional leichter fühlen können.

Letztendlich geht es in **Die Stress-Kur** um Freiheit — Freiheit von den körperlichen und mentalen Ketten, die durch chronische Anspannung entstehen. Es geht darum, den natürlichen Rhythmus Ihres Gehirns zurückzugewinnen und ihm beizubringen, für Sie statt gegen Sie zu arbeiten. Ob Sie mit Angstzuständen, Müdigkeit, hormonellen Ungleichgewichten oder chronischen Schmerzen kämpfen — dieses Buch zeigt Ihnen, wie Sie die Fähigkeit Ihres Gehirns nutzen können, Entzündungen zu beruhigen und Harmonie wiederherzustellen. Die Heilung von Stress findet man nicht darin, dem Leben zu entfliehen – sondern darin, es zu meistern. Durch Bewusstsein, Beständigkeit und das bewusste Training Ihres Geistes können Sie Ihr Gehirn neu einstellen, Ihre Hormone ins Gleichgewicht bringen und einen Zustand von Gesundheit aktivieren, der durch jede Zelle Ihres Körpers strahlt.

Kapitel 1: Wie Stress das Gehirn und den Körper neu verdrahtet

Stress ist nicht grundsätzlich schlecht — er gehört zu den ältesten biologischen Systemen, die entwickelt wurden, um uns vor Gefahr zu schützen. In der heutigen Welt wird derselbe Mechanismus, der unsere Vorfahren einst vor Raubtieren rettete, jedoch durch E-Mails, Fristen, Streitigkeiten und finanzielle Sorgen ausgelöst. Das Gehirn kann nicht zwischen einer physischen und einer emotionalen Bedrohung unterscheiden; es reagiert einfach. Diese automatische Reaktion beginnt in der Amygdala — dem Alarmsystem des Gehirns — die dringende Signale an den Hypothalamus und die Hypophyse sendet und damit die Freisetzung von Stresshormonen wie Adrenalin und Cortisol auslöst. Diese Reaktionskette bereitet den Körper auf das Überleben vor, indem sie Herzfrequenz, Blutdruck und Wachsamkeit erhöht. Wenn dieser Notfallzustand jedoch chronisch wird, beginnt das gesamte System zu versagen.

Chronischer Stress verändert die Verschaltung des Gehirns, indem er neuronale Netzwerke stärkt, die mit Angst, Anspannung und ständiger Wachsamkeit verbunden sind. Die Amygdala wird überaktiv, während der präfrontale Kortex — der Teil des Gehirns, der für rationale Entscheidungen zuständig ist — unterdrückt wird. Diese Verschiebung macht es schwieriger, klar zu denken, ruhige Entscheidungen zu treffen oder sich emotional stabil zu fühlen. Gleichzeitig beginnt der Hippocampus, der für Gedächtnis und Lernen verantwortlich ist, aufgrund der langfristigen Cortisolbelastung zu schrumpfen. Das Ergebnis ist ein Kreislauf der Reaktivität: Je gestresster Sie sich fühlen, desto stärker wird Ihr Gehirn darauf programmiert, die Welt als bedrohlich wahrzunehmen — was wiederum den Stress erhöht. Diesen Kreislauf zu durchbrechen ist möglich, erfordert jedoch ein bewusstes Umlernen der Art und Weise, wie das Gehirn Informationen verarbeitet und interpretiert.

Eine der schädlichsten Folgen chronischen Stresses ist ein hormonelles Ungleichgewicht. Cortisol, oft als „Stresshormon" bezeichnet, erfüllt viele wichtige Funktionen — es reguliert den Stoffwechsel, kontrolliert Entzündungen und unterstützt die Gedächtnisbildung. Wenn der Cortisolspiegel jedoch über längere Zeit erhöht bleibt, stört er nahezu jedes System im Körper. Er kann die Schilddrüsenfunktion unterdrücken, Fortpflanzungshormone senken, das Immunsystem schwächen und die Fettspeicherung fördern, insbesondere im Bauchbereich. Bei Frauen kann dies zu unregelmäßigen Zyklen und Östrogendominanz führen. Bei Männern senkt es den Testosteronspiegel und die Energie. Diese hormonellen Störungen beeinflussen wiederum Stimmung, Schlaf und das allgemeine Wohlbefinden. Was als mentaler Stress beginnt, wird schnell zu einem körperlichen Ungleichgewicht.

Eine weitere bedeutende Folge ist Entzündung. Wissenschaftler wissen heute, dass chronischer psychischer Stress eine niedriggradige Entzündung im gesamten Körper verursachen kann, die zu Krankheiten wie Herzkrankheiten, Diabetes, Autoimmunerkrankungen und sogar Depressionen beiträgt. Entzündung ist eigentlich die Heilreaktion des Körpers, doch unter dauerhaftem Stress wird sie nie vollständig abgeschaltet. Das Immunsystem wird überaktiv und setzt Zytokine frei, die gesundes Gewebe angreifen können. Deshalb äußern sich stressbedingte Erkrankungen oft in Form von Müdigkeit, Gliederschmerzen, geistiger Erschöpfung oder Verdauungsproblemen. Die Verbindung zwischen Gehirn und Immunsystem ist so stark, dass eine Veränderung Ihrer mentalen Muster buchstäblich Ihr Entzündungsprofil verändern kann.

Neuroplastizität — die Fähigkeit des Gehirns, sich selbst neu zu verdrahten — ist der Schlüssel zur Umkehrung von Stressschäden. Jeder Gedanke und jede Reaktion erzeugt oder verstärkt neuronale Verbindungen. Wenn Sie sich bewusst für Ruhe, Dankbarkeit und Achtsamkeit entscheiden, senden Sie Sicherheitssignale an Ihr Gehirn. Mit der Zeit beruhigt sich die Amygdala, und der präfrontale Kortex übernimmt wieder die

Kontrolle. Dieser Prozess geschieht nicht sofort; er erfordert Wiederholung und Beständigkeit. Einfache Praktiken wie Zwerchfellatmung, Meditation, Visualisierung und das Umformulieren negativer Gedanken können innerhalb weniger Wochen beginnen, Ihre neuronale Architektur zu verändern. Wissenschaftliche Bildgebungsstudien haben gezeigt, dass Menschen, die regelmäßig Achtsamkeit praktizieren, größere Hippocampusvolumina und weniger Amygdala-Aktivierung aufweisen als Menschen ohne diese Praxis.

Das Ziel besteht darin, Ihr Gehirn darauf zu trainieren, Stress anders zu interpretieren. Statt ihn als Gefahr wahrzunehmen, kann das Gehirn lernen, Herausforderungen als bewältigbar, vorübergehend und sogar hilfreich zu betrachten. Diese Veränderung der Wahrnehmung aktiviert das parasympathische Nervensystem — den „Ruhe- und Reparaturmodus" — der die Stressreaktion ausgleicht. Die Herzfrequenz verlangsamt sich, die Verdauung verbessert sich, Hormone stabilisieren sich, und Entzündungen nehmen ab. Das ist nicht nur emotionale Widerstandskraft; es ist biologische Widerstandskraft. Der Körper beginnt, sich von innen heraus zu reparieren.

In späteren Kapiteln werden wir untersuchen, wie Sie tägliche Gehirn-Trainingsrituale einführen können, um Ihr

Nervensystem im Gleichgewicht zu halten – darunter morgendliche Stress-Resets, kurze mentale Pausen am Tag und abendliche Entspannungsmethoden. Für den Moment sollten Sie verstehen, dass chronischer Stress kein lebenslanges Urteil ist. Ihr Gehirn ist nicht dauerhaft geschädigt. Es ist anpassungsfähig, lebendig und wartet auf neue Anweisungen. Jedes Mal, wenn Sie sich für Ruhe statt Chaos entscheiden, verändern Sie physisch Ihre Gehirnchemie. Der Heilungsprozess beginnt nicht mit Medikamenten oder Flucht, sondern mit Bewusstsein und bewusstem mentalem Training. Stress hat Ihr Gehirn vielleicht neu verdrahtet – aber Sie haben die Macht, es wieder neu zu verdrahten.

Ich bin sicher

Maria saß in ihrem Auto vor ihrem Büro und umklammerte das Lenkrad, während die Uhr sich immer näher der 9-Uhr-Marke näherte. Ihre Brust fühlte sich eng an, ihre Atmung war flach. Jeder Morgen fühlte sich so an – der Adrenalinschub, die rasenden Gedanken, die Angst vor einem weiteren anstrengenden Tag. Sie hatte sich eingeredet, dass das normal sei, dass sich jeder so vor der Arbeit fühle. Doch tief im Inneren wusste sie, dass etwas nicht stimmte. Ihr Arzt hatte kürzlich erwähnt, dass ihre Cortisolwerte extrem hoch seien. Ihre Hormone waren aus dem Gleichgewicht geraten, und die Entzündungswerte waren erhöht. Ihr Körper befand sich in einer Krise, obwohl in ihrem äußeren Leben nichts wirklich gefährlich war.

Marias Veränderung begann eines Abends, nachdem eine Panikattacke sie in die Notaufnahme gebracht hatte. Die Tests waren alle unauffällig, doch die Worte des Arztes blieben ihr im Gedächtnis: „Ihr Körper reagiert, als würde er vor einem Tiger davonlaufen — aber es gibt keinen Tiger." In dieser Nacht konnte Maria nicht aufhören, über diesen Satz nachzudenken. Wenn ihr Gehirn falsche Gefahrensignale sendete, dann lag die Lösung vielleicht nicht in einer weiteren Tablette, sondern darin, ihren Geist neu zu trainieren. Sie begann, über Neuroplastizität, Achtsamkeit und die Fähigkeit des Gehirns zu lesen, sich selbst zu verändern. Je mehr sie lernte, desto mehr erkannte sie, wie mächtig ihre Gedanken darin waren, ihre Realität zu formen.

Zunächst waren die Veränderungen klein. Sie begann ihre Morgen mit tiefen Atemzügen statt mit dem Überprüfen von E-Mails. Sie legte ihre Hand auf ihre Brust und wiederholte: „Ich bin sicher." Es fühlte sich zunächst ungewohnt, sogar ein wenig albern an, doch schon nach wenigen Tagen bemerkte sie, dass sich ihre Herzfrequenz schneller beruhigte. Die Spannung in ihren Schultern ließ nach. Vor Besprechungen begann sie, fünf Minuten zu meditieren. Ihre Kollegen bemerkten, dass sie ruhiger und konzentrierter geworden war. Es war nicht so, dass sich ihre Arbeitsbelastung verändert hatte — ihr Gehirn hatte sich verändert. Die Schaltkreise, die zuvor Angst und Dringlichkeit erzeugt hatten, bestimmten nicht länger die Chemie ihres Körpers.

Wochen wurden zu Monaten, und Maria übte weiter. Sie stellte sich ihre Amygdala wie ein kleines Alarmlicht vor, das jeden Tag ein wenig schwächer wurde. Sie stellte sich ihren präfrontalen Kortex — das Zentrum ruhigen Denkens — vor, wie er mit jedem Atemzug stärker wurde. Sie begann besser zu schlafen, ihre Haut wurde klarer, und die chronische Entzündung, die einst ihre Gelenkschmerzen verursacht hatte, ließ nach. Ihre Blutwerte zeigten sogar Verbesserungen im hormonellen Gleichgewicht. Es war, als hätte ihr Gehirn ihrem Körper die Erlaubnis gegeben zu heilen.

Eines Nachmittags saß sie in ihrer Mittagspause unter einem Baum vor ihrem Bürogebäude. Zum ersten Mal seit Jahren fühlte sie sich nicht gehetzt oder ängstlich. Sie beobachtete die Blätter, die sich im Wind bewegten, und spürte die Sonne auf ihrem Gesicht. Ihr Geist war ruhig. In diesem Moment wurde ihr klar, dass sie ihr Gehirn neu programmiert hatte, um Frieden statt Panik zu erleben. Die gleichen neuronalen Wege, die früher Stress erzeugten, schufen nun Stille. Maria lächelte und verstand, dass sie die Ursache geheilt hatte — nicht nur die Symptome.

Ihre Reise bestand nicht darin, alle Herausforderungen zu beseitigen — sie hatte immer noch Fristen, Rechnungen und familiäre Verpflichtungen. Doch ihr Gehirn nahm sie nicht mehr als Bedrohungen wahr. Sie hatte ihre Biologie neu verdrahtet. Wenn stressige Situationen auftraten, hielt sie inne, atmete tief ein, und ihr Körper reagierte anders. Ihr Puls blieb ruhig. Ihre Muskeln spannten sich nicht an. Ihr Immunsystem blieb im Gleichgewicht. So sah Heilung aus — kein Wunder, sondern die natürliche Intelligenz des Körpers, aktiviert durch einen ruhigen Geist.

Marias Geschichte erinnert uns daran, dass das Gehirn nicht unser Feind ist, sondern unser größter Verbündeter bei der Heilung. Es reagiert immer auf die Botschaften, die wir ihm senden. Wenn wir es mit Angst füttern, erschafft es Krankheit. Wenn wir ihm Sicherheit und Dankbarkeit geben, erschafft es Wiederherstellung. Jeder Gedanke, jeder Atemzug und jede Pause ist eine Gelegenheit, Gehirn und Körper neu auszurichten. Die Heilung von Stress liegt nicht darin, die Welt um uns herum zu verändern, sondern darin, zu verändern, wie unser Gehirn sie wahrnimmt. Marias ruhiges Lächeln wurde zum lebendigen Beweis dafür, dass das, was sie einst zerstört hatte, sie nun stärker gemacht hatte – nicht durch Zufall, sondern durch bewusstes Handeln.

Kapitel 2: Cortisol, Hormone und die Biologie der Ruhe — Das Gleichgewicht von innen wiederherstellen

Cortisol ist eines der am meisten missverstandenen Hormone im menschlichen Körper. Oft als „Stresshormon" bezeichnet, ist es nicht grundsätzlich schlecht — im Gegenteil, es ist für das Überleben unerlässlich. Cortisol hilft, den Stoffwechsel zu regulieren, den Blutdruck zu steuern, Entzündungen zu reduzieren und den Schlaf-Wach-Rhythmus zu kontrollieren. Es ist der natürliche Energiemobilisator des Körpers, der uns dabei hilft, Herausforderungen zu bewältigen und uns danach wieder zu erholen. Das Problem entsteht, wenn Cortisol nie mehr abgeschaltet wird. Wenn Stress chronisch wird, überflutet dieses Hormon das System ununterbrochen, verwirrt den Körper und erschöpft das Gehirn.

In einem ausgeglichenen Zustand folgt Cortisol einem natürlichen täglichen Rhythmus, der als zirkadianer oder diurnaler Zyklus bekannt ist. Am frühen Morgen erreicht es seinen Höhepunkt, wodurch Sie wach und bereit für den Tag werden, und sinkt dann im Laufe des Tages allmählich ab, bis es nachts seinen niedrigsten Punkt erreicht, um den Körper auf Ruhe vorzubereiten. Wenn Ihr Gehirn jedoch ständig Gefahr wahrnimmt — selbst durch psychologische Auslöser wie Sorgen, Multitasking oder übermäßige Bildschirmnutzung — wird dieser Rhythmus gestört. Cortisol steigt nachts an, was zu Schlaflosigkeit und morgendlicher Erschöpfung führt. Mit der Zeit trägt diese Umkehrung zu Angstzuständen, mentaler Erschöpfung und einem geschwächten Immunsystem bei. Das Wiederherstellen Ihres natürlichen Cortisolrhythmus ist einer der wichtigsten Schritte für langfristige Gesundheit und emotionale Stabilität.

Chronisch erhöhte Cortisolwerte beeinflussen nicht nur Schlaf und Energie; sie übernehmen die Kontrolle über das gesamte hormonelle System. Der Hypothalamus und die Hypophyse — die „Steuerzentren" des endokrinen Systems — werden überstimuliert und senden unregelmäßige Signale an Schilddrüse, Nebennieren und Fortpflanzungsorgane. Dies kann zu Symptomen wie Gewichtszunahme, Stimmungsschwankungen, Verdauungsproblemen, Haarausfall und hormonellen Ungleichgewichten führen. Bei Frauen trägt Stress häufig zu Schwankungen von Östrogen und Progesteron bei, was unregelmäßige Zyklen oder Beschwerden in der Perimenopause verursachen kann. Bei Männern unterdrückt langanhaltender Stress die Testosteronproduktion, was zu geringerer Motivation und Energie führt. Diese Störungen schaffen eine Rückkopplungsschleife, in der hormonelle Ungleichgewichte den Stress verstärken und Stress wiederum die hormonellen Ungleichgewichte verschlimmert.

Der Körper ist jedoch unglaublich anpassungsfähig. Wenn er die richtigen Bedingungen erhält, kann er sich auf natürliche Weise neu ausrichten. Der erste Schritt zur Heilung besteht darin, vom sympathischen „Kampf-oder-Flucht"-Zustand in den parasympathischen „Ruhe-und-Reparatur"-Modus zu wechseln. In diesem Zustand wird das hormonelle Gleichgewicht wiederhergestellt und Entzündungen nehmen ab. Tiefes Atmen durch das Zwerchfell, Zeit in der Natur und Dankbarkeitspraxis sind wissenschaftlich nachgewiesene Methoden, um diese heilende Reaktion zu aktivieren. Studien zeigen, dass bereits zwei Minuten langsames Atmen oder Achtsamkeit den Cortisolspiegel deutlich senken und die Produktion beruhigender Hormone wie Serotonin und Oxytocin erhöhen können.

Ein weiterer entscheidender Bestandteil zur Wiederherstellung des hormonellen Gleichgewichts ist der Schlaf. Während des Tiefschlafs sinken die Cortisolwerte, das Wachstumshormon steigt an, und der Körper repariert sich selbst. Wenn dieser Prozess aufgrund von stressbedingter Schlaflosigkeit ausbleibt, kann das Gehirn Giftstoffe nicht mehr effektiv über das glymphatische System ausscheiden. Mit der Zeit führt dies zu mentaler Erschöpfung und emotionaler

Instabilität. Eine abendliche Routine zu schaffen, die dem Gehirn signalisiert, dass es sicher ist zu ruhen — zum Beispiel durch gedimmtes Licht, den Verzicht auf Bildschirme und langsame Atemübungen — ermöglicht es dem Cortisolspiegel, sich natürlich zurückzusetzen. Morgendliches Sonnenlicht und leichte Bewegung können anschließend einen gesunden Rhythmus verstärken.

Auch die Ernährung spielt eine wichtige Rolle bei der hormonellen Regeneration. Ein hoher Konsum von Zucker, Koffein und stark verarbeiteten Lebensmitteln hält den Cortisolspiegel hoch und destabilisiert den Blutzucker. Ausgewogene Mahlzeiten, die reich an Ballaststoffen, Omega-3-Fettsäuren, Magnesium und Antioxidantien sind, helfen, das Nervensystem zu beruhigen. Kräuter wie Ashwagandha, Rhodiola und Heiliges Basilikum werden als Adaptogene bezeichnet, weil sie dem Körper helfen, sich effizienter an Stress anzupassen. Ebenso wichtig ist ausreichende Flüssigkeitszufuhr, da bereits leichte Dehydration die Cortisolproduktion und die Herzfrequenz erhöhen kann. Wenn Sie Ihren Körper gut versorgen, signalisieren Sie Ihrem Gehirn, dass es unterstützt und sicher ist — die Grundlage jeder Heilung.

Das Gleichgewicht von innen wiederherzustellen erfordert Geduld. Die Regulation von Cortisol geschieht nicht über

Nacht, doch kleine konsequente Schritte summieren sich. Wenn Sie beginnen, Ihre täglichen Gewohnheiten mit den natürlichen Rhythmen Ihres Körpers in Einklang zu bringen, erhält Ihr Gehirn eine neue Botschaft: Die Gefahr ist vorbei. Diese Botschaft löst eine hormonelle Neuausrichtung aus. Ihre Energie stabilisiert sich, Ihre Verdauung verbessert sich, und Ihre Emotionen lassen sich leichter regulieren. Ruhe ist nichts, das Sie außerhalb von sich finden — sie ist etwas, das Ihr Gehirn und Ihr Körper lernen, in sich selbst zu erzeugen. Je häufiger Sie dies praktizieren, desto schneller passt sich Ihre Biologie an. Mit der Zeit kehrt Cortisol zu seinem natürlichen Rhythmus zurück, und Ihr Körper beginnt wieder harmonisch zu funktionieren — nicht mehr als Reaktion auf die Welt, sondern im Einklang mit ihr.

Cortisol rund um die Uhr

Daniel war ein Mann, der stolz auf seine Produktivität war. Als Leiter einer wachsenden Designfirma arbeitete er lange Stunden, lebte von Koffein und überprüfte sein Telefon noch bevor seine Augen vollständig geöffnet waren. Jahrelang glaubte er, seine Energie käme aus seinem Ehrgeiz — doch in Wirklichkeit kam sie von Cortisol. Er wusste nicht, dass sein ständiger Antrieb und seine Unfähigkeit zu entspannen Symptome einer überlasteten Stressreaktion waren. Sein Arzt hatte ihn vor seinem hohen Blutdruck und den erhöhten

Cortisolwerten gewarnt, doch Daniel wischte es beiseite. „Ich ruhe mich aus, wenn alles langsamer wird“, sagte er — obwohl das nie geschah.

Erst als eines Morgens seine Hände zitterten, während er seinen Kaffee hielt, erkannte er, dass etwas ernsthaft nicht stimmte. Er fühlte sich erschöpft, aber gleichzeitig innerlich aufgedreht, als würde sein Körper nach Ruhe schreien, während sein Gehirn sich weigerte, langsamer zu werden. Eine schlaflose Nacht wurde zu einer Woche voller Schlaflosigkeit, und bald fühlten sich selbst einfache Entscheidungen überwältigend an. Er war nicht nur müde — er war ausgebrannt. Als ein enger Freund vermutete, dass er unter einer chronischen Cortisol-Dysregulation litt, war Daniel zunächst skeptisch. Doch seine Verzweiflung machte ihn offen für neue Ideen. Er begann zu recherchieren, wie Stress Hormone beeinflusst — und was er entdeckte, veränderte alles.

Daniel erkannte, dass sein Körper nicht kaputt war — er war fehlgeleitet. Jahre mentalen Drucks hatten sein Gehirn davon überzeugt, dass er sich in Gefahr befand, wodurch sein Cortisolspiegel rund um die Uhr erhöht blieb. Er beschloss, ein Experiment mit sich selbst durchzuführen: Er wollte seinen Körper wieder darauf trainieren, sich sicher zu fühlen. Jeden Morgen ging er nun zuerst kurz nach draußen spazieren, statt sofort E-Mails zu überprüfen. Die ersten Tage fühlten sich sinnlos an. Sein Geist schrie: „Dafür hast du keine Zeit!“ Doch nach einer Woche bemerkte er etwas Subtiles – sein Herzschlag beruhigte sich schneller nach stressigen Meetings. Er begann etwas besser zu schlafen. Die Spannung in seinen Schultern ließ nach.

Er fügte kleine Rituale in seinen Alltag ein. Vor dem Essen hielt er kurz inne und nahm drei langsame Atemzüge. Nach Mittag trank er keinen Kaffee mehr. Vor dem Schlafengehen begann er zu schreiben – eine Sache, für die er dankbar war, und eine Sache, die er loslassen wollte. Langsam begann sein Körper zu reagieren. Seine morgendliche Energie kehrte auf natürliche Weise zurück – nicht durch Koffein, sondern durch einen gesunden Cortisolanstieg. Seine Abende wurden wieder ruhig. Zum ersten Mal seit Jahren wachte er erholt auf. Seine Freunde bemerkten, dass sich sein Ton verändert hatte – ruhiger, geerdeter, geduldiger.

Nach drei Monaten bestätigte eine Nachuntersuchung, was er bereits fühlte – seine Cortisolwerte hatten sich normalisiert. Sein Blutdruck hatte sich verbessert, und sein Schlaf war tief und erholsam. Doch am meisten beeindruckte ihn nicht die Zahl auf dem Testbericht – sondern wie anders sich das Leben anfühlte. Stressige Situationen kontrollierten ihn nicht mehr. Sein Körper reagierte nicht länger, als wäre er unter Angriff.

Er erkannte, dass Ruhe keine Schwäche war – sondern Stärke. Er hatte seine Biologie neu programmiert, sodass sie mit ihm arbeitete statt gegen ihn.

Eines Abends stand Daniel auf seinem Balkon und beobachtete den Sonnenuntergang, während er sich an die frühere Version seiner selbst erinnerte, die ständig dem nächsten Ziel hinterherjagte. Dieser Mann hatte geglaubt, Frieden müsse durch Erschöpfung verdient werden. Jetzt wusste er, dass Frieden aus Ausrichtung entsteht. Seine Hormone, sein Atem und seine Gedanken arbeiteten endlich zusammen. Als der Himmel sich von Gold zu tiefem Orange färbte, lächelte er – nicht weil er Stress aus seinem Leben entfernt hatte, sondern weil er gelernt hatte, ihn zu meistern. Sein Körper hatte die Sprache der Ruhe gelernt, und zum ersten Mal sprach er sie fließend.

Kapitel 3: Die Entzündungsverbindung – Wie Stress Krankheiten fördert und wie man sie umkehrt

Entzündung ist der natürliche Abwehrmechanismus des Körpers, der dazu dient, zu schützen und zu reparieren. Wenn Sie sich in den Finger schneiden oder einen Virus bekämpfen, sendet die Entzündung Immunzellen in den betroffenen Bereich, um ihn zu heilen. In kurzen Phasen ist sie lebensrettend. Wenn das Gehirn jedoch aufgrund chronischen Stresses ständig falsche Alarmsignale sendet, bleibt das Immunsystem dauerhaft aktiv. Diese ständige Aktivierung führt zu dem, was Wissenschaftler als systemische niedriggradige Entzündung bezeichnen – einen stillen Zustand, der langsam Gewebe schädigt, Hormone stört und jedes Organsystem im Körper schwächt. Heute wird sie als eine der Hauptursachen vieler chronischer Krankheiten verstanden, darunter Herzkrankheiten, Diabetes, Autoimmunerkrankungen, Depressionen und Alzheimer. Die Verbindung zwischen Stress und Entzündung ist eine der tiefgreifendsten Entdeckungen der modernen Medizin, weil sie zeigt, wie der Geist die körperliche Gesundheit direkt beeinflussen kann.

Die Stressreaktion beginnt im Gehirn, wird aber im Körper durch Hormone wie Cortisol und Adrenalin ausgeführt. Wenn diese Hormone über längere Zeit erhöht bleiben, verändern sie das Verhalten der Immunzellen. Anstatt effizient zu arbeiten, werden diese Zellen überaktiv und setzen entzündungsfördernde chemische Botenstoffe frei, die sogenannten Zytokine. Zytokine sind in kleinen Mengen notwendig, doch im Übermaß beginnen sie, gesundes Gewebe anzugreifen. Dieses innere „Feuer" führt zu Müdigkeit, Gelenkschmerzen, Verdauungsproblemen und sogar Hautproblemen. Es ist der biologische Preis emotionaler Belastung. Jeder ängstliche Gedanke oder jede ungelöste Angst wird zu einem Signal, das Entzündungen aufrechterhält.

Das Gehirn und das Immunsystem stehen in ständigem Austausch über das sogenannte neuroimmunologische System. Das bedeutet, dass Ihr mentaler Zustand — Ihre Gedanken, Überzeugungen und Wahrnehmungen — Immunreaktionen ebenso stark auslösen kann wie körperliche Infektionen. Chronischer Stress, Groll oder Trauer signalisieren dem Gehirn, dass die Umgebung unsicher ist. Der Körper reagiert darauf, indem er entzündliche Prozesse aktiviert, um sich auf Verletzungen vorzubereiten, die nie eintreten. Mit der Zeit wird diese fehlgeleitete Verteidigungsreaktion selbst zur Krankheit. Was einst Schutz war, wird zur Zerstörung. Dieses Verständnis ist entscheidend, um chronische Entzündungen an ihrer Wurzel zu behandeln.

Die Umkehrung stressbedingter Entzündungen erfordert keine teuren Medikamente oder extremen Entgiftungskuren. Sie beginnt damit, das Nervensystem zu beruhigen und das Gehirn neu zu programmieren, damit es keine Notfallsignale mehr sendet. Praktiken wie tiefes Atmen, Meditation, Lachen, Dankbarkeitstagebücher und sanfte Bewegung aktivieren das parasympathische Nervensystem, das die Ausschüttung von Stresshormonen reduziert und entzündliche Zytokine unterdrückt. Studien zeigen, dass Menschen, die regelmäßig meditieren, niedrigere Werte des C-reaktiven Proteins (CRP) aufweisen, einem wichtigen Entzündungsmarker. Die Wissenschaft ist eindeutig – wenn der Geist sich sicher fühlt, hört der Körper auf, sich selbst anzugreifen.

Auch die Ernährung spielt in diesem Prozess eine entscheidende Rolle. Entzündungshemmende Ernährungsweisen, die reich an grünem Blattgemüse, buntem Gemüse, Nüssen, Samen, Olivenöl und Omega-3-Fettsäuren sind, helfen, das Immunsystem zu regulieren. Gleichzeitig verstärken raffinierter Zucker, stark verarbeitete Lebensmittel, Alkohol und Transfette entzündliche Reaktionen. Der Darm, oft als „zweites Gehirn" bezeichnet, produziert Neurotransmitter wie Serotonin und steht in direkter

Verbindung mit dem Immunsystem. Wenn Stress die Darmflora stört, wird die Darmbarriere geschwächt, wodurch Giftstoffe in den Blutkreislauf gelangen können — ein Zustand, der als „Leaky Gut" bekannt ist — und der Entzündungen weiter verstärkt. Heilung beginnt sowohl im Geist als auch im Mikrobiom.

Der letzte Schritt zur Umkehrung von Entzündungen ist emotionale Befreiung. An Wut, Schuldgefühlen oder Trauer festzuhalten kann die Stressreaktion aktiv halten, selbst wenn das Leben äußerlich ruhig erscheint. Emotionale Energie, die nicht ausgedrückt wird, verschwindet nicht — sie lagert sich im Körper ab und zeigt sich oft als Schmerz oder Krankheit. Achtsamkeit, Therapie, Tagebuchschreiben und Vergebung sind kraftvolle Werkzeuge, um diese innere Belastung zu lösen. Wenn emotionale Wunden heilen, hört das Gehirn auf, Stresssignale zu senden, und Entzündungen gehen auf natürliche Weise zurück. Das ist keine abstrakte Philosophie — es ist messbare Biologie. Ihre Gedanken formen buchstäblich Ihr Immunprofil.

Die Verbindung zwischen Stress und Entzündung zeigt, dass Gesundheit nicht nur davon abhängt, was Sie essen oder wie Sie sich bewegen — sondern auch davon, was Sie denken und fühlen. Stress ist nicht nur ein mentaler Zustand; er ist ein biochemisches Ereignis. Wenn Sie Ihre Reaktion auf Stress meistern, meistern Sie Ihre Biologie. Die Heilung von Entzündungen liegt nicht darin, den Körper zu bekämpfen, sondern ihm Sicherheit zu vermitteln. Wenn das Gehirn erkennt, dass es sich nicht mehr verteidigen muss, beginnt es zu reparieren. Und genau dort beginnt echte Heilung – von innen heraus.

Kein Kaffee mehr für Samantha

Samantha war eine 42-jährige Krankenschwester, die ihr Leben damit verbracht hatte, anderen beim Heilen zu helfen, während ihr eigener Körper scheinbar auseinanderfiel. Jeden Morgen wachte sie steif und erschöpft auf, ihre Gelenke schmerzten, ihr Bauch fühlte sich aufgebläht an. Ihr Arzt hatte bei ihr eine frühe rheumatoide Arthritis diagnostiziert und Medikamente verschrieben, doch tief in ihrem Inneren wusste sie, dass der Schmerz lange vor der Diagnose begonnen hatte. Er hatte in Jahren emotionalen Stresses seinen Ursprung – bei der Pflege ihrer alternden Eltern, einer schwierigen Scheidung und endlosen Nachtschichten im Krankenhaus. Ihr Körper hatte jede Anspannung aufgenommen, die sie nie Zeit gehabt hatte loszulassen.

Eines Abends stieß sie bei einer Internetrecherche über Entzündungen auf eine Studie, die chronischen Stress mit Störungen des Immunsystems in Verbindung brachte. Die

Vorstellung, dass ihre Gedanken und Emotionen ihre Schmerzen beeinflussen könnten, faszinierte sie. Sie begann sich zu fragen: Wenn Stress Krankheit verursachen kann, könnte Frieden dann Heilung bringen? Entschlossen, es herauszufinden, begann Samantha kleine Veränderungen vorzunehmen. Jeden Morgen, bevor sie ihr Telefon überprüfte, setzte sie sich ruhig hin, legte eine Hand auf ihr Herz und atmete drei Minuten lang tief ein und aus. Zunächst fühlte es sich ungewohnt an, doch sie bemerkte, dass sich ihr Körper danach leichter anfühlte.

Sie ersetzte ihr hastiges Frühstück aus Kaffee und Gebäck durch Haferflocken, Beeren und Walnüsse. Sie hörte auf, spät abends zu essen, und begann stattdessen, ihre Gefühle in einem Tagebuch festzuhalten. Zum ersten Mal seit Jahren erlaubte sie sich zu weinen – nicht aus Schwäche, sondern als Form der Befreiung. Jede Träne fühlte sich an, als würde sie Jahre von angesammelter Spannung aus ihren Muskeln spülen. Nach zwei Wochen bemerkte sie, dass ihre Schmerzen etwas weniger stark waren. Ihre Energie nahm zu, und ihre Verdauung fühlte sich ruhiger an. Ermutigt machte sie weiter.

Samantha begann auch während ihrer Schichten Achtsamkeit zu praktizieren. Wenn Patienten ungeduldig wurden oder Notfälle auftraten, trainierte sie sich, zuerst langsam zu atmen, statt impulsiv zu reagieren. Sie stellte sich vor, wie ein ruhiges blaues Licht durch ihren Körper floss und das innere Feuer kühlte, das sie jahrelang unbewusst genährt hatte. Je mehr sie übte, desto weniger Schmerzen hatte sie. Ihre Kollegen bemerkten, dass sie anders wirkte – sanfter, glücklicher, strahlender. Sie lächelte und erkannte, dass ihre Heilung nicht aus einem Rezept kam, sondern aus ihrem Nervensystem, das endlich Frieden gefunden hatte.

Monate später betrachtete ihr Rheumatologe ihre Blutwerte mit Erstaunen. Ihre Entzündungsmarker waren deutlich gesunken. Die Schwellungen in ihren Gelenken hatten abgenommen, und ihre Beweglichkeit war zurückgekehrt. Er fragte sie, welche neue Behandlung sie ausprobiert habe. Sie antwortete einfach: „Ich habe aufgehört, gegen mein Leben zu kämpfen." Sie erklärte, wie sie gelernt hatte, durch Anspannung zu atmen, sich selbst für die Vergangenheit zu vergeben und ihren Körper mit Lebensmitteln zu nähren, die heilten statt schadeten. Ihr Arzt nickte halb skeptisch, halb erstaunt, während sie lächelte und ihr Geheimnis kannte: Sie hatte ihrem Gehirn beigebracht, dass sie sicher war.

Eines Nachts, nach einer langen Schicht, stand Samantha am Fenster ihres Schlafzimmers und sah zu, wie das Mondlicht über die Bäume fiel. Ihr Körper fühlte sich ruhig an, ihr Geist still. Sie dachte an all die Jahre, in denen sie geglaubt hatte, Heilung müsse von außen kommen – durch Medikamente, durch andere Menschen, durch etwas, das man kaufen kann. Jetzt verstand sie, dass Heilung im Inneren beginnt. Jeder Moment der Ruhe, den sie kultivierte, beruhigte ihr Immunsystem. Jeder Akt der Selbstfreundlichkeit löschte ein Stück Entzündung. Sie hatte ihren größten Schmerz in ihren größten Lehrer verwandelt. Als sie das Licht ausschaltete, war ihr letzter Gedanke vor dem Einschlafen ein leises Flüstern an sich selbst: „Mein Körper heilt, weil mein Geist sich endlich sicher fühlt."

Kapitel 4: Das Nervensystem neu programmieren – Vom Überlebensmodus in den Heilungsmodus

Das Nervensystem ist das Kontrollzentrum der menschlichen Erfahrung. Es interpretiert jedes Geräusch, jeden Gedanken und jede Empfindung und entscheidet, ob der Körper kämpfen, fliehen oder sich entspannen soll. Wenn es eine Bedrohung wahrnimmt, aktiviert es den sympathischen Zweig – die „Kampf-oder-Flucht“-Reaktion. Wenn es sich sicher fühlt, aktiviert es den parasympathischen Zweig – das „Ruhe-und-Reparatur“-System. Das Problem für die meisten Menschen in der modernen Welt besteht darin, dass ihr Nervensystem lange im Überlebensmodus gefangen bleibt, selbst nachdem die Gefahr längst vorbei ist. Diese chronische Aktivierung hält Stresshormone erhöht, Muskeln angespannt, die Verdauung träge und den Schlaf unruhig. Um zu heilen, müssen wir das Nervensystem neu programmieren, damit es mehr Zeit im Heilungsmodus verbringt.

Jeder Gedanke, den Sie haben, sendet Signale an Ihr Nervensystem. Wenn Sie schmerzhafte Erinnerungen wiederholen, sich Sorgen über die Zukunft machen oder auf alltägliche Ärgernisse reagieren, behandelt Ihr Gehirn diese mentalen Ereignisse wie reale Bedrohungen. Es sendet eine Nachricht über den Hypothalamus, Adrenalin und Cortisol freizusetzen, wodurch sich Ihr Puls beschleunigt und Ihre Muskeln anspannen. Je häufiger dies geschieht, desto automatischer wird es. Ihr Körper lernt Angst als Gewohnheit. Die Neuprogrammierung beginnt damit, diesen Kreislauf zu durchbrechen — indem Sie Ihrem Gehirn beibringen, dass Ruhe sicher ist und dauerhaft bestehen kann. Dieses Umlernen erfordert keine komplizierte Therapie, sondern Beständigkeit, Präsenz und Geduld.

Der erste Schritt zur Neuprogrammierung des Nervensystems ist Bewusstsein. Sie müssen lernen zu erkennen, wann Ihr Körper in den Überlebensmodus wechselt. Anzeichen dafür sind flache Atmung, Kieferspannung, rasende Gedanken und ein enger Brustkorb. In dem Moment, in dem Sie diese Signale bemerken, können Sie sie durch bewusstes Handeln unterbrechen. Langsames, tiefes Atmen durch die Nase und ein längeres Ausatmen als Einatmen aktiviert den Vagusnerv, der dem Körper signalisiert, dass es sicher ist, sich zu entspannen. Mit der Zeit lehrt diese Praxis Ihr Gehirn, dass Frieden und nicht Panik der natürliche Zustand ist. Das ist die Grundlage für die Heilung des Nervensystems.

Bewegung ist ein weiteres wesentliches Werkzeug zur Neuprogrammierung. Trauma, Stress und Angst werden in den Muskeln und in der Faszie – dem Bindegewebe des Körpers – gespeichert. Sanfte rhythmische Aktivitäten wie Gehen, Dehnen, Tanzen oder Yoga helfen, festgehaltene Energie freizusetzen und das Nervensystem zu beruhigen. In Kombination mit Atembewusstsein sendet Bewegung starke Sicherheitssignale an das Gehirn. Der Schlüssel besteht darin, sich langsam und bewusst zu bewegen und auf Empfindungen zu achten statt auf Leistung. Das Ziel ist nicht Perfektion, sondern Präsenz.

Auch emotionale Neuprogrammierung ist entscheidend. Das Nervensystem unterscheidet nicht zwischen emotionalem und körperlichem Schmerz. Unterdrückte Wut, Schuldgefühle oder Traurigkeit können den Körper in einem dauerhaften Verteidigungszustand halten. Diese Emotionen auf sichere Weise auszudrücken – etwa durch Tagebuchschreiben, Kunst oder Therapie – ermöglicht es dem Nervensystem, angestaute Spannung abzubauen. Wenn Emotionen frei fließen dürfen, muss der Körper sich nicht länger vor ihnen schützen. Deshalb führt emotionale Befreiung oft zu körperlicher Erleichterung; das Gehirn nimmt keine versteckten Bedrohungen mehr wahr.

Ein weiterer wichtiger Aspekt ist die Schaffung eines sicheren Umfelds. Das Nervensystem reagiert besonders gut auf Vorhersehbarkeit und Stabilität. Chaos, Unordnung oder ständige Reizüberflutung signalisieren dem Gehirn Gefahr.

Ihre Umgebung zu vereinfachen, Routinen zu etablieren und den Kontakt mit belastenden Medien zu reduzieren hilft dem Gehirn, in einen ruhigeren Zustand zu wechseln. Ebenso stärken unterstützende Beziehungen, die auf Vertrauen beruhen, das Gefühl von Sicherheit. Menschen sind für Verbindung geschaffen, und Oxytocin – das Hormon, das bei positiven sozialen Interaktionen freigesetzt wird – wirkt direkt den Effekten von Cortisol entgegen. Ruhe ist ansteckend, sowohl innerlich als auch äußerlich.

Schließlich erfordert die Neuprogrammierung des Nervensystems Dankbarkeit und Visualisierung. Wenn Sie Heilung, Sicherheit und Frieden visualisieren, beginnt Ihr Gehirn, daran zu glauben. Neuronen feuern in denselben Mustern, als wäre das Ereignis real. Visualisierung baut buchstäblich neue neuronale Verbindungen für Ruhe auf. Dankbarkeit verstärkt diesen Effekt, indem sie den Fokus von Angst auf Wertschätzung verlagert und dem Gehirn signalisiert, dass das Leben keine Bedrohung, sondern ein Geschenk ist. Die Kombination aus Bewusstsein, Atmung, Bewegung, emotionaler Befreiung, Sicherheit und Dankbarkeit bildet einen vollständigen Kreislauf der Neuprogrammierung. Mit Übung wechseln Sie vom Überlebensmodus in den Heilungsmodus – nicht indem Sie das Nervensystem bekämpfen, sondern indem Sie ihm helfen, sich wieder an Frieden zu erinnern.

Keine stille Panik mehr

Elena hatte den größten Teil ihres Lebens in einem Zustand stiller Panik verbracht. Nach außen wirkte sie gefasst – eine erfolgreiche Lehrerin, eine liebevolle Mutter, eine verlässliche Freundin. Doch innerlich hörten ihre Gedanken nie auf zu rasen. Sie zuckte bei jedem unerwarteten Geräusch zusammen, wachte um drei Uhr morgens auf und spielte die Ereignisse des Tages immer wieder in ihrem Kopf durch. Schon bevor sie das Bett verließ, begann ihr Herz schneller zu schlagen. Jahre voller Stress hatten ihr Nervensystem darauf trainiert, ständig wachsam zu sein, als würde jederzeit etwas Schlimmes passieren. Als sie vom „Kampf-oder-Flucht"-Mechanismus des Körpers erfuhr, fühlte es sich an, als würde sie ihre eigene Biografie lesen. Zum ersten Mal verstand sie, dass ihre Erschöpfung keine Schwäche war – sondern Physiologie.

Entschlossen, etwas zu verändern, begann Elena ihre Reise der Neuprogrammierung mit einer einzigen Handlung: Atmen. Jeden Morgen, bevor sie ihr Telefon überprüfte, setzte sie sich ruhig hin und atmete vier Sekunden lang ein und sechs Sekunden lang aus. Anfangs wehrte sich ihr Geist. Gedanken kamen wie Wellen und verlangten Aufmerksamkeit. Doch sie machte weiter und sagte sich, dass jeder Atemzug ihrem Körper signalisiere, dass sie sicher war. Innerhalb von zwei

Wochen bemerkte sie kleine Veränderungen – ihre Schultern fühlten sich leichter an, ihr Schlaf wurde tiefer. Die Welt um sie herum war immer noch chaotisch, doch ihre Reaktion darauf hatte sich verändert.

Nach der Arbeit begann sie, sanfte Bewegung in ihren Alltag einzubauen – langsame Yoga-Dehnungen, kurze Spaziergänge um den Block oder einfach ein paar Minuten barfuß draußen stehen, um sich geerdet zu fühlen. Sie hörte auf, von einer Aufgabe zur nächsten zu hetzen, und begann stattdessen, auf die Empfindungen in ihrem Körper zu achten: die Luft auf ihrer Haut, den Rhythmus ihrer Schritte, das entfernte Zwitschern der Vögel. Jeder Moment der Achtsamkeit war eine weitere Botschaft der Sicherheit an ihr Nervensystem. Langsam begann ihr Geist zu vertrauen, dass er sich entspannen durfte.

Der wirkliche Durchbruch kam, als sie begann, ihre Emotionen freizusetzen. Elena hatte jahrelang ihre Trauer über den Tod ihrer Mutter unterdrückt und versucht, für ihre Familie stark zu bleiben. Doch als sie begann zu schreiben, flossen die Worte heraus – Traurigkeit, Bedauern, Sehnsucht. Zum ersten Mal seit Jahren weinte sie. Es fühlte sich an, als würde sich eine Last lösen, von der sie nicht einmal gewusst hatte, dass sie sie trug. In dieser Nacht schlief sie durch, ohne einmal aufzuwachen. Da verstand sie, dass Emotionen keine

Feinde waren — sie waren Signale, die gefühlt werden wollten. Ihr Körper musste sie nicht länger abwehren.

Mit den Monaten veränderte Elena auch ihre Umgebung. Sie entrümpelte ihr Zuhause, füllte es mit sanftem Licht und beruhigender Musik und entwickelte eine Morgenroutine, die mit Dankbarkeit statt mit Hektik begann. Sie hörte auf, abends Nachrichten zu schauen, und ersetzte sie durch inspirierende Geschichten. Sie verbrachte mehr Zeit mit Freunden, die sie zum Lachen brachten. Jede dieser Veränderungen sagte ihrem Nervensystem: „Du bist hier sicher." Ihre Kopfschmerzen verschwanden, ihre Verdauung verbesserte sich, und sie lebte nicht länger in ständiger Angst vor dem Unbekannten.

Eines Abends saß sie auf ihrer Veranda und beobachtete den Sonnenuntergang. Da wurde ihr etwas bewusst — ihr Körper zuckte nicht mehr zusammen, wenn es still wurde. Jahrelang hatte sich Stille gefährlich angefühlt, als würde Ruhe Verwundbarkeit bedeuten. Jetzt fühlte sie sich heilig an. Sie lächelte und spürte einen tiefen Frieden in ihrer Brust, die früher voller Anspannung gewesen war. Ihr Nervensystem hatte eine neue Sprache gelernt — die Sprache der Ruhe. Sie war ihrem Leben nicht entkommen; sie hatte ihren Körper neu trainiert, es anders zu leben. Ihr Geist brauchte keinen ständigen Schutz mehr, und ihr Körper musste sich nicht länger verteidigen. Elena hatte die unsichtbare Grenze vom Überleben zur Heilung überschritten.

Kapitel 5: Der Geist–Körper-Reset – Tägliche Techniken, um Ihre Stressreaktion neu zu trainieren

Die Heilung von chronischem Stress ist kein einmaliges Ereignis, sondern eine tägliche Praxis – ein bewusstes Neutraining der Verbindung zwischen Geist und Körper. Das Nervensystem lernt durch Wiederholung, und genauso wie es darauf konditioniert werden kann, im Überlebensmodus zu bleiben, kann es auch lernen, in Ruhe zu leben. Das Konzept eines „Geist–Körper-Resets" basiert auf dem Prinzip der Neuroplastizität: Das Gehirn verändert sich entsprechend dessen, was es am häufigsten erlebt. Jeder Atemzug, jeder Gedanke und jede Bewegung sendet Signale aus, die entweder Wege der Anspannung oder Wege des Friedens stärken. Wenn Sie täglich Ruhe üben, auch nur für kurze Momente, lehren Sie Ihr Gehirn und Ihren Körper, dorthin auf natürliche Weise zurückzukehren.

Die erste und wirksamste Reset-Technik ist bewusstes Atmen. Die meisten Menschen atmen flach, was dem Gehirn signalisiert, dass Gefahr in der Nähe ist. Tiefes Zwerchfellatmen kehrt diese Botschaft sofort um. Versuchen Sie den 4–6-Rhythmus: Atmen Sie vier Sekunden lang durch die Nase ein, halten Sie kurz inne und atmen Sie sechs

Sekunden lang durch den Mund aus. Dadurch wird der Vagusnerv aktiviert, wodurch Herzfrequenz und Cortisolspiegel sinken. Wenn diese Technik regelmäßig praktiziert wird, beginnt Ihr Körper, tiefes Atmen mit Sicherheit zu verbinden, wodurch ein automatischer Beruhigungsreflex entsteht, der in stressigen Momenten aktiviert wird.

Die zweite Technik besteht im sogenannten Körperscan — der Praxis, Ihre Aufmerksamkeit auf jeden Teil Ihres Körpers zu richten, um verborgene Spannung zu lösen. Im Laufe des Tages speichert der Körper kleine Mengen Stress in Schultern, Kiefer, Bauch und Brust. Indem Sie die Augen schließen und Ihren Körper gedanklich von Kopf bis Fuß „scannen", können Sie erkennen, wo Spannung vorhanden ist, und bewusst in diese Bereiche hinein atmen. Mit Wiederholung lehrt dieses Bewusstsein Ihr Gehirn, körperliche Spannung frühzeitig zu erkennen und loszulassen, bevor sie sich ansammelt. Mit der Zeit reagiert das Gehirn weniger stark auf Stress, weil es weiß, dass Entspannung jederzeit erreichbar ist.

Die dritte Technik ist das emotionale Umdeuten von Gedanken. Jedes stressige Ereignis löst eine innere Geschichte aus — eine Interpretation, die entweder die emotionale Belastung verstärkt oder sie auflöst. Der Gedanke „Ich schaffe das nicht" aktiviert Stress, während „Das ist eine

Herausforderung, an der ich wachsen kann“ Widerstandskraft fördert. Die Worte, die Sie wählen, erzeugen biochemische Reaktionen. Wenn Sie negative Gedanken bewusst in stärkende Gedanken umwandeln, senken Sie den Adrenalinspiegel und stärken neuronale Netzwerke des Selbstvertrauens. Diese Veränderung ist subtil, aber kraftvoll. Je häufiger Sie diese Umdeutung üben, desto häufiger reagiert Ihr Körper mit Stabilität statt mit Panik.

Das vierte tägliche Reset-Werkzeug ist Bewegung in Kombination mit Achtsamkeit. Der Körper muss die Energie entladen, die durch Stresshormone entsteht, sonst bleibt sie eingeschlossen und verursacht Unruhe und Entzündungen. Sanftes Gehen, Dehnen, Tai Chi oder Yoga – ausgeführt mit voller Aufmerksamkeit auf den Atem – helfen dabei, Cortisol abzubauen und gespeicherte Spannung zu lösen. Schon fünf Minuten bewusste Bewegung können Ihr Nervensystem zurücksetzen. Wenn Sie sich bewusst bewegen, lernt Ihr Körper, dass Bewegung sicher ist – nicht nur eine Flucht vor Stress, sondern eine Rückkehr ins Gleichgewicht.

Die fünfte Technik ist Erdung durch Sinneswahrnehmung. Der Geist wandert häufig in die Zukunft oder Vergangenheit und erzeugt dadurch Angst. Wenn Sie Ihre Aufmerksamkeit in den gegenwärtigen Moment zurückbringen, signalisieren Sie Ihrem Nervensystem, dass keine unmittelbare Gefahr besteht.

Das können Sie überall tun – indem Sie das Gefühl Ihrer Füße auf dem Boden wahrnehmen, die Oberfläche eines Gegenstands in Ihrer Hand spüren, dem Klang von Vögeln lauschen oder den Duft der Luft bemerken. Diese sensorische Erdung verbindet den Körper mit der Realität und holt Sie aus eingebildeten Bedrohungen zurück. Es ist eine der einfachsten und zugleich am häufigsten übersehenen Methoden, die Stressreaktion neu zu trainieren.

Schließlich ist eine der transformierendsten täglichen Reset-Praktiken die Reflexion über Dankbarkeit. Dankbarkeit verschiebt den Fokus des Gehirns von Mangel zu Fülle, von Angst zu Wertschätzung. Diese emotionale Veränderung erhöht Dopamin- und Serotoninspiegel, stabilisiert die Stimmung und reduziert Stress. Wenn Sie jeden Abend drei Dinge aufschreiben, für die Sie dankbar sind, senden Sie ein kraftvolles Signal der Sicherheit an Ihr Unterbewusstsein. Mit der Zeit beginnt Ihr Gehirn, die Welt nach positiven Erfahrungen abzusuchen, statt nach Bedrohungen. Diese einfache Veränderung verdrahtet Ihre Wahrnehmung des Lebens neu.

Gemeinsam bilden diese täglichen Techniken ein vollständiges System zur Rücksetzung der Stressreaktion. Sie müssen nicht perfekt ausgeführt werden, sondern regelmäßig praktiziert werden. Schon ein oder zwei Techniken pro Tag können beginnen, Ihr Gehirn neu zu programmieren. Das Ziel ist es, neue Verbindungen zu schaffen – sodass Frieden und nicht Panik zur automatischen Reaktion Ihres Körpers wird. Mit der Zeit wird Ruhe zu Ihrem Grundzustand, und Stress verliert seinen Einfluss. Der Geist–Körper-Reset bedeutet nicht Kontrolle, sondern Zusammenarbeit. Sie bringen Ihrem Körper bei, dem Leben wieder zu vertrauen.

Ihre Stressreaktion neu trainieren

Marcus war ein 39-jähriger Softwareingenieur, der ständig unter Spannung stand. Seine Schultern waren immer angespannt, sein Kiefer fest zusammengebissen, und Schlaf fühlte sich wie ein Luxus an, den er sich selten leisten konnte. Der Druck von Deadlines und der ständige digitale Lärm hatten sein Gehirn in einen dauerhaften Alarmzustand versetzt. Selbst wenn er nicht arbeitete, drehte sich sein Geist weiter – Aufgaben wurden wieder und wieder durchdacht, Fehler analysiert, mögliche Probleme der Zukunft durchgespielt. Er wusste, dass er nicht ewig so weiterleben konnte, doch er wusste nicht, wie er stoppen sollte. Meditation schien unmöglich, Urlaub brachte nur vorübergehende Erleichterung, und sein Körper begann bereits zu versagen.

Alles änderte sich eines Abends, als sich seine Brust so stark zusammenzog, dass er glaubte, einen Herzinfarkt zu haben.

Der Arzt in der Notaufnahme erklärte ihm, dass es sich um eine Panikattacke handelte, ausgelöst durch Stress. Er bekam Medikamente und eine klare Warnung: „Sie müssen Ihre Stressreaktion neu trainieren." Diese Worte blieben in seinem Kopf. Neu trainieren. Er beschloss, seine Heilung wie eines seiner Programmierprojekte zu behandeln – systematisch, experimentell und täglich.

Marcus begann mit etwas Einfachem: Atmen. Jeden Morgen setzte er sich an seinen Küchentisch, schloss die Augen und folgte dem 4–6-Rhythmus. Vier Sekunden durch die Nase einatmen, sechs Sekunden durch den Mund ausatmen. Anfangs rebellierten seine Gedanken, sprangen zwischen Aufgabenlisten und Sorgen hin und her. Doch er blieb dran. Schon nach einer Woche bemerkte er, dass seine Morgen weniger hektisch waren. Sein Körper geriet bei Arbeitsstress nicht mehr sofort in Panik. Das Atmen wurde sein Reset-Knopf – die Grenze zwischen Chaos und Kontrolle.

Als Nächstes fügte er vor dem Schlafengehen einen Körperscan hinzu. Er legte sich hin, schloss die Augen und wanderte gedanklich von seinem Kopf bis zu den Zehen. Dabei entdeckte er Spannungen an Stellen, die er lange ignoriert hatte – im Nacken, im Bauch und im unteren Rücken. Mit jedem Ausatmen stellte er sich vor, wie die Spannung schmolz. Nach einigen Nächten begann er tiefer zu schlafen. Es war, als hätte sein Körper endlich die Erlaubnis bekommen, sich auszuruhen.

Marcus begann auch, mit emotionalem Umdeuten zu experimentieren. Wenn Projekte überwältigend wurden, sagte er nicht mehr „Ich schaffe das nicht“, sondern „Ich gehe Schritt für Schritt vor.“ Dieser eine Satz veränderte, wie sich sein Körper anfühlte. Die Enge in seiner Brust ließ nach, und seine Energie stabilisierte sich. Er erkannte, dass seine Gedanken Angst in sein Nervensystem programmiert hatten — und dass das Umformulieren dieser Gedanken wie das Umschreiben seiner inneren Software war.

Im Laufe des nächsten Monats integrierte er abendliche achtsame Spaziergänge. Er ließ sein Telefon zu Hause und konzentrierte sich einfach auf seine Umgebung — auf den Wind, die Bewegung seiner Beine, den Rhythmus seines Atems. Es wurde zu einer Meditation in Bewegung. Jeder Spaziergang leerte seinen Geist und ersetzte Angst durch Klarheit. Seine Kollegen bemerkten seine neue ruhige Ausstrahlung und begannen, ihn um Rat zu fragen. Er lächelte darüber, dass Stress ihn früher kontrolliert hatte und nun seine Ruhe andere inspirierte.

Jeden Abend schrieb Marcus drei Dinge auf, für die er dankbar war. Manche Tage waren einfach: „Guter Kaffee. Ein ruhiger

Moment. Das Lachen meiner Tochter.“ Doch selbst diese kleinen Gedanken veränderten etwas tief in ihm. Er begann tagsüber bewusst nach guten Momenten zu suchen, damit er abends etwas aufschreiben konnte. Sein Gehirn, das früher auf Gefahr eingestellt war, suchte nun nach Freude.

Monate später stellte er fest, dass Stress immer noch existierte – die Deadlines waren nicht verschwunden – doch sein Körper reagierte anders. Wenn Spannung aufkam, verlangsamte sich sein Atem automatisch. Sein Geist geriet nicht mehr in Spiralen. Er hatte Widerstandskraft aufgebaut, eine kleine tägliche Praxis nach der anderen. Eines Abends blickte er aus seinem Fenster auf den Sonnenuntergang über der Stadt und lächelte, weil er wusste, dass er seine Stressreaktion erfolgreich neu trainiert hatte. Ruhe war zu seinem neuen Code geworden.

Kapitel 6: Heilung durch Schlaf – Wie Ruhe das Gehirn repariert und Hormone ins Gleichgewicht bringt

Der Schlaf ist kein passiver Zustand – er ist ein aktiver Prozess der Wiederherstellung und Reparatur. Während des Schlafs führt das Gehirn wichtige Wartungsarbeiten durch, die im Wachzustand nicht möglich sind. Es festigt Erinnerungen, entfernt Giftstoffe und stellt das hormonelle Gleichgewicht wieder her. Jedes System des Körpers ist auf qualitativ hochwertigen Schlaf angewiesen, um richtig zu funktionieren – von der Regulierung des Immunsystems über den Stoffwechsel bis hin zur emotionalen Stabilität. Dennoch ist Schlaf in der heutigen schnelllebigen Welt zu einer der am meisten unterschätzten Formen der Heilung geworden. Chronischer Stress, nächtliche Bildschirmnutzung und unregelmäßige Tagesabläufe haben den natürlichen zirkadianen Rhythmus des Körpers gestört und zu weit verbreitetem Schlafmangel sowie hormonellem Chaos geführt.

Die Verbindung zwischen Stress und schlechtem Schlaf ist zyklisch. Stress erhöht den Cortisolspiegel und hält den Körper wachsam, wenn er eigentlich zur Ruhe kommen sollte. Schlechter Schlaf erhöht wiederum den Cortisolspiegel noch weiter und verstärkt Müdigkeit sowie Angstzustände. Das

Gehirn gerät in eine Schleife der Überaktivierung. Wenn dies geschieht, fühlen sich selbst kleine Stressoren überwältigend an, weil der präfrontale Cortex – der Bereich des Gehirns, der für Logik und Entscheidungsfindung verantwortlich ist – durch Schlafmangel beeinträchtigt wird. Gleichzeitig wird die Amygdala, die emotionale Reaktionen steuert, überaktiv. Dieses Ungleichgewicht macht Sie anfälliger für Wut, Angst und Sorgen – alles Faktoren, die den Schlaf weiter stören. Um diesen Kreislauf zu durchbrechen, müssen sowohl Gehirn als auch Körper neu lernen, die Nacht als eine heilige Phase der Reparatur zu erkennen.

Biologisch nutzt das Gehirn den Schlaf, um sich durch ein System zu reinigen, das als glymphatisches Netzwerk bekannt ist. Dieses System funktioniert wie ein Reinigungssystem, das Stoffwechselabfälle und Giftstoffe entfernt, die sich während der Wachstunden ansammeln. Ohne ausreichend Tiefschlaf bauen sich diese Giftstoffe auf und tragen zu Gehirnnebel, Gedächtnisverlust und beschleunigter Alterung bei. Tiefschlaf reguliert auch Hormone wie Melatonin, Wachstumshormon und Insulin, die eine entscheidende Rolle bei Erholung und Regeneration spielen. Wenn dem Körper dieser nächtliche Reset fehlt, steigen Entzündungen, das Immunsystem wird schwächer und das emotionale Gleichgewicht verschlechtert sich. Schlaf ist kein Luxus — er ist die Grundlage für körperliche und mentale Widerstandskraft.

Um durch Schlaf zu heilen, müssen Sie sich zunächst mit Ihrem natürlichen zirkadianen Rhythmus in Einklang bringen – der inneren Uhr, die den 24-Stunden-biologischen Zyklus steuert. Dieser Rhythmus wird durch Lichteinwirkung kontrolliert. Morgendliches Sonnenlicht signalisiert dem Gehirn, Cortisol freizusetzen und die Wachsamkeit zu erhöhen, während Dunkelheit am Abend die Produktion von Melatonin auslöst und den Körper auf Ruhe vorbereitet. Die abendliche Exposition gegenüber künstlichem blauem Licht von Bildschirmen stört diesen Zyklus und täuscht dem Gehirn vor, es sei noch Tag. Eine der einfachsten und wirkungsvollsten Methoden, den Schlaf zu verbessern, besteht darin, morgens zehn Minuten Sonnenlicht zu bekommen und Bildschirme mindestens eine Stunde vor dem Schlafengehen zu vermeiden. Diese eine Gewohnheit kann den inneren Zeitmechanismus des Körpers neu programmieren.

Eine nächtliche Routine zu schaffen, die dem Gehirn signalisiert, dass es sicher ist zu ruhen, ist ein weiterer entscheidender Schritt. Das Nervensystem kann sich ohne Vorhersehbarkeit nicht entspannen. Einfache Rituale wie das Dimmen des Lichts, eine warme Dusche, Schreiben in ein Tagebuch oder beruhigende Musik dienen als Signale dafür, dass es Zeit ist, in den Heilungsmodus überzugehen. Atemübungen vor dem Schlafengehen senken Herzfrequenz und Cortisol, während Dankbarkeitsreflexion den Geist von

Sorgen zu innerer Ruhe lenkt. Konsistenz ist entscheidend – jeden Tag zur gleichen Zeit schlafen zu gehen und aufzuwachen stärkt Stabilität. Mit der Zeit beginnt Ihr Körper, den Abend mit Erneuerung statt mit Unruhe zu verbinden.

Auch Ernährung und Temperatur beeinflussen die Schlafqualität. Schwere Mahlzeiten oder Zucker vor dem Schlafengehen können den Blutzucker erhöhen und die Tiefschlafphasen stören. Konzentrieren Sie sich stattdessen auf leichte, ausgewogene Abendmahlzeiten, die reich an Magnesium, Tryptophan und komplexen Kohlenhydraten sind, da diese die Produktion von Serotonin und Melatonin unterstützen. Ein kühles Schlafzimmer – etwa zwischen 18 und 20 °C – unterstützt den natürlichen Temperaturabfall des Körpers, der den Schlaf einleitet. In Kombination mit Dunkelheit und Ruhe entsteht so eine optimale Heilungsumgebung für das Gehirn.

Schließlich ist es wichtig zu verstehen, dass Erholung über den nächtlichen Schlaf hinausgeht. Pausen am Tag – kurze Unterbrechungen, Powernaps oder Momente der Stille – wirken wie Mikro-Reparaturen, die das parasympathische Nervensystem stärken. Jeder Moment der Ruhe signalisiert Ihrem Körper Sicherheit, senkt Entzündungen und bewahrt Energie für die Reparaturprozesse. Schlaf ist keine Belohnung für Erschöpfung; er ist eine biologische Notwendigkeit, die bestimmt, wie effektiv Ihr Körper heilen kann. Wenn Sie Ihren Schlaf schützen, schützen Sie jedes System Ihres Körpers – insbesondere Ihr Gehirn.

Naomis „Keine-Bildschirme-mehr“-Geschichte

Naomi hatte immer geglaubt, dass Schlaf optional sei. Als junge Unternehmerin, die ihr Startup aufbaute, trug sie ihre Erschöpfung wie ein Ehrenabzeichen. „Ich schlafe, wenn ich erfolgreich bin“, sagte sie oft, während sie um Mitternacht mit einer Tasse Kaffee vor ihrem Laptop saß. Eine Zeit lang trug sie das Adrenalin durch den Alltag, doch mit der Zeit begann ihr Körper zu rebellieren. Ihre Haut verschlechterte sich, ihre Stimmung wurde unberechenbar, und sie begann, einfache Dinge zu vergessen. Eines Abends verlor sie während eines wichtigen Kundengesprächs plötzlich den Faden – ihr Kopf war einfach leer. Das war ihr Weckruf.

Ihr Arzt erklärte ihr, dass ihre Cortisolwerte ungewöhnlich hoch und ihr Schlafdefizit erheblich waren. „Ihr Gehirn ist erschöpft“, sagte er sanft. „Es braucht Heilung.“ Zuerst wehrte sich Naomi dagegen. Sie war es gewohnt, sich zu überfordern, doch als der Gehirnnebel stärker wurde und ihre Energie nachließ, erkannte sie, dass man die Biologie nicht überlisten kann. Sie begann zu recherchieren, wie Schlaf das Gehirn heilt, und stellte fest, dass ihre Gewohnheiten ihr Nervensystem in einem dauerhaften Überlebensmodus hielten. Entschlossen, etwas zu ändern, beschloss sie, Schlaf zu ihrer neuen Geschäftspriorität zu machen.

Sie begann damit, ihre Abende neu zu gestalten. Eine Stunde vor dem Schlafengehen schaltete sie alle Bildschirme aus und dimmte das Licht in ihrer Wohnung. Die ersten Nächte fühlten sich ungewohnt an – ihr Geist wehrte sich gegen die Stille. Doch statt spätabends durch soziale Medien zu scrollen, begann sie zu schreiben. Sie notierte drei Dinge, für die sie dankbar war, und eine Sache, die sie loslassen wollte. Schon nach einer Woche bemerkte sie, dass sie schneller einschlief und weniger Angst verspürte, wenn sie aufwachte. Ihr Körper schien nach Jahren der Anspannung endlich auszuatmen.

Naomi veränderte auch ihre Morgenroutine. Statt sich umzudrehen und sofort ihr Telefon zu prüfen, ging sie nach draußen und ließ für ein paar Minuten das Sonnenlicht auf ihr Gesicht fallen. Die frische Luft und die Wärme ließen sie sich auf eine neue Weise lebendig fühlen. In den folgenden Wochen wurde ihr Schlaf tiefer. Sie wachte mit echter Energie auf statt mit koffeinbedingter Wachheit. Ihre Gedanken waren klarer, und ihre Kreativität kehrte zurück. Sie erkannte, dass Ruhe ihren Fortschritt nicht verlangsamte – sie verstärkte ihn.

Sie begann zu verstehen, dass Schlaf eine Form von Medizin ist. In Nächten, in denen sie Ruhe priorisierte, waren ihre Emotionen stabiler, ihre Konzentration schärfer und ihr Immunsystem stärker. Wenn sie in alte Gewohnheiten zurückfiel, spürte sie sofort den Unterschied – Gehirnnebel, Reizbarkeit und Müdigkeit. Schlaf war zu ihrem zuverlässigsten Feedback-System geworden. Je mehr sie ihn respektierte, desto mehr vertraute ihr Körper ihr.

Monate später florierte ihr Unternehmen wieder, doch diesmal arbeitete sie anders. Sie richtete ihren Arbeitstag nach ihren Energierhythmen statt nach Erschöpfung aus. Ihre Abende waren heilig – Bildschirme aus, Kerzen angezündet und leise, beruhigende Musik im Hintergrund. Schlaf war zu ihrer wertvollsten Investition geworden. Eines Abends, als sie sanft einschlief, lächelte Naomi und erkannte, dass Erfolg nie darin bestand, wie viel man ohne Ruhe schaffen kann, sondern wie tief man heilen kann, während man seinen Träumen folgt. Ihr Gehirn, einst überarbeitet und entzündet, war nun ihr größter Verbündeter. Durch Ruhe hatte sie nicht nur Energie, sondern auch Frieden gefunden.

Kapitel 7: Hormonelle Harmonie – Das Gleichgewicht zwischen Stress- und Sexualhormonen für Energie und emotionale Stabilität

Das hormonelle System des Körpers funktioniert wie eine Symphonie. Jedes Hormon – Cortisol, Insulin, Östrogen, Progesteron, Testosteron, Schilddrüsenhormone und andere – spielt eine eigene Rolle, doch alle sind voneinander abhängig, um im Gleichgewicht zu bleiben. Wenn ein Instrument verstimmt ist, leidet die gesamte Komposition. Stress ist der häufigste Störfaktor dieser Harmonie. Eine chronische Aktivierung der Stressreaktion erhöht den Cortisolspiegel, was wiederum die Produktion von Sexualhormonen und die Schilddrüsenfunktion unterdrückt. Dieses hormonelle Ungleichgewicht führt zu Müdigkeit, Stimmungsschwankungen, Gewichtszunahme, Schlaflosigkeit und verminderter Motivation. Zu verstehen, wie hormonelles Gleichgewicht wiederhergestellt werden kann, beginnt damit zu erkennen, wie Stress den natürlichen Rhythmus des Körpers stört.

Wenn das Gehirn eine Bedrohung wahrnimmt, priorisiert es das Überleben gegenüber Fortpflanzung, Verdauung und Reparaturprozessen. Der Hypothalamus signalisiert den

Nebennieren, Cortisol und Adrenalin freizusetzen, wodurch Energie von weniger lebenswichtigen Funktionen abgezogen wird. Dieser biologische Mechanismus diente unseren Vorfahren in Gefahrensituationen gut, wird jedoch zerstörerisch, wenn er dauerhaft aktiviert bleibt. Der chronische Stress des modernen Lebens — Fristen, emotionale Konflikte und digitale Überlastung — hält den Cortisolspiegel dauerhaft erhöht, was zu dem führt, was Endokrinologen als „Pregnenolon-Diebstahl" bezeichnen. Pregnenolon ist das Vorläuferhormon, aus dem sowohl Cortisol als auch Sexualhormone gebildet werden. Befindet sich der Körper dauerhaft im Stress, wird Pregnenolon verstärkt zur Cortisolproduktion verwendet, sodass weniger für Östrogen, Progesteron und Testosteron zur Verfügung steht. Das Ergebnis sind hormonelle Defizite und Ungleichgewichte.

Bei Frauen führt ein hoher Cortisolspiegel häufig zu unregelmäßigen Menstruationszyklen, PMS, perimenopausalen Symptomen und sogar zu Fruchtbarkeitsproblemen. Er kann auch zu einer sogenannten Östrogendominanz beitragen — einem Zustand, bei dem Östrogen im Verhältnis zu Progesteron erhöht ist — was Blähungen, Reizbarkeit und Brustspannen verursacht. Bei Männern senkt chronischer Stress den Testosteronspiegel, was zu Müdigkeit, geringer Libido, Muskelverlust und emotionalem Rückzug führt. Beide Geschlechter erleben einen

Rückgang von Motivation und Stimmung, da hormonelle Harmonie direkt mit dem Gleichgewicht der Neurotransmitter verbunden ist. Die gleichen chemischen Botenstoffe, die Stress regulieren, beeinflussen auch Serotonin, Dopamin und Oxytocin — die Moleküle von Glück, Antrieb und Verbundenheit.

Die Wiederherstellung dieses Systems beginnt damit, das Nervensystem zu beruhigen und den natürlichen Cortisolrhythmus wiederherzustellen. Tiefer Schlaf, langsame Atmung und achtsame Entspannung sind grundlegend, weil sie dem Gehirn signalisieren, dass der Überlebensmodus beendet werden kann. Sobald sich der Cortisolspiegel stabilisiert, beginnt das endokrine System, Ressourcen wieder auf den Aufbau von Sexual- und Schilddrüsenhormonen zu verteilen. Sanfte Bewegung wie Yoga, Spazierengehen oder Schwimmen hilft, die Durchblutung der endokrinen Drüsen zu stimulieren und die Insulinsensitivität zu regulieren, was für die hormonelle Reparatur entscheidend ist. Übermäßiges Training hingegen kann das Ungleichgewicht verschlimmern, da es Stresshormone erhöht. Der Schlüssel liegt in Maß und Beständigkeit — mit dem Körper zu arbeiten, nicht gegen ihn.

Ernährung ist ein weiterer wesentlicher Faktor zur Wiederherstellung hormoneller Harmonie. Gesunde Fette wie Avocado, Olivenöl, Nüsse und Samen liefern die Bausteine für die Hormonsynthese. Kreuzblütler wie Brokkoli und Grünkohl unterstützen die Entgiftung der Leber und helfen dem Körper, überschüssiges Östrogen abzubauen. Magnesium, Zink und Vitamin B6 sind entscheidend für die Produktion von Progesteron und Testosteron. Auch ausreichende Flüssigkeitszufuhr ist wichtig, da Hormone über den Blutkreislauf transportiert werden, der von einem stabilen Flüssigkeitshaushalt abhängt. Die Reduzierung von Koffein, Zucker und Alkohol gibt den Nebennieren die Möglichkeit, sich zu erholen, sodass sich die hormonelle Kommunikation auf natürliche Weise verbessern kann.

Ebenso wichtig ist die emotionale Regulation. Jede Emotion sendet chemische Signale, die hormonelle Aktivitäten beeinflussen. Chronische Wut oder Angst überschwemmen den Körper mit Stresshormonen, während Dankbarkeit, Mitgefühl und Freude Oxytocin und Dopamin freisetzen und so einen Zustand innerer Harmonie schaffen. Emotionale Selbstfürsorge – durch Tagebuchschreiben, Therapie oder soziale Verbindung – ist nicht nur psychologisch, sondern auch biochemisch. Jede positive Emotion, die Sie kultivieren, signalisiert Ihrem Gehirn, dass die Umgebung sicher ist, und veranlasst Ihren Körper, reproduktive und metabolische Funktionen wiederherzustellen.

Hormonelle Harmonie bedeutet nicht Perfektion; sie bedeutet Rhythmus. Der Körper gedeiht, wenn er zwischen Aktivität und Ruhe, Stress und Gelassenheit, Arbeit und Spiel fließen kann. Wenn Sie Raum für Balance schaffen, beginnt das Gehirn automatisch, Heilung zu orchestrieren. Energie kehrt zurück, Stimmungen stabilisieren sich, und der Funke der Motivation entfacht sich neu. Wahres hormonelles Gleichgewicht entsteht nicht, indem man den Körper zur Anpassung zwingt, sondern indem man ihm wieder beibringt zu vertrauen – zu wissen, dass es sicher ist zu gedeihen.

Sie wachte ruhiger auf

Isabella war 45 Jahre alt, beruflich erfolgreich und dennoch ständig erschöpft. Seit Monaten kämpfte sie mit Gewichtszunahme, Reizbarkeit und unruhigen Nächten. Ihr Arzt hatte ihr gesagt, es seien „nur Hormone“, doch die verschriebenen Medikamente halfen nicht. Tief im Inneren wusste sie, dass etwas Grundlegenderes nicht stimmte. Ihr Körper fühlte sich an, als hätte er vergessen, wie man sich entspannt. Ihr Leben bestand aus Kaffee am Morgen, Stress den ganzen Tag, Wein am Abend und kaum Erholung dazwischen.

Eines Nachmittags, nachdem sie eine Kollegin wegen einer Kleinigkeit angefahren hatte, saß Isabella allein in ihrem Auto und weinte. Sie war nicht wütend – sie war erschöpft. In diesem Moment wurde ihr klar, dass sie seit Jahren im Überlebensmodus lebte. An diesem Abend begann sie, die Verbindung zwischen Stress und Hormonen zu erforschen. Plötzlich ergab alles Sinn: Ihre ständige Sorge hatte ihre Nebennieren überlastet, ihr Schlafmangel hatte Progesteron unterdrückt, und ihre endlosen To-do-Listen hatten ihre Energie erschöpft. Sie beschloss, etwas zu verändern – keine kurzfristige Entgiftung, sondern einen vollständigen Neustart ihres Nervensystems.

Sie begann mit dem Schlaf. Zum ersten Mal seit Jahren legte sie eine feste Schlafenszeit fest und hielt sich daran. Sie schaltete Bildschirme aus, dimmte das Licht und schrieb vor dem Einschlafen in ihr Tagebuch. Anfangs rasten ihre Gedanken, doch innerhalb einer Woche begann ihr Körper sich daran zu erinnern, wie sich Ruhe anfühlt. Sie wachte ruhiger auf, ihre Morgen waren nicht mehr von Angst geprägt. Danach begann sie jeden Morgen mit sanftem Yoga und konzentrierte sich auf ihre Atmung statt auf Leistung. Ihr Körper begann sich zu entspannen.

In den folgenden Wochen passte Isabella ihre Ernährung an. Sie ersetzte Kaffee durch Kräutertee, fügte gesunde Fette und grünes Blattgemüse hinzu und reduzierte Zucker. Ihre Heißhungerattacken verschwanden langsam. Noch wichtiger war, dass sie sich emotional wieder stabiler fühlte. Die Stimmungsschwankungen, die einst ihren Alltag bestimmten, ließen nach. Ihre Kollegen bemerkten, dass sie häufiger lächelte. Ihr Körper begann sich neu auszurichten – nicht durch Medikamente, sondern weil ihre Stresshormone endlich wieder mit ihren Fortpflanzungshormonen ins Gleichgewicht kamen.

Sie arbeitete auch daran, Emotionen loszulassen. Anstatt Frustration zu unterdrücken, lernte sie, sie konstruktiv auszudrücken. Nach der Arbeit ging sie nun spazieren, um abzuschalten, statt sich ein Glas Wein einzuschenken. Manchmal saß sie einfach auf ihrer Veranda und beobachtete, wie sich der Himmel färbte, während sie ohne Schuldgefühle tief durchatmete. Die Stille, die sie früher unruhig machte, fühlte sich nun heilend an. Jeder Moment der Ruhe signalisierte ihrem Körper, dass es sicher war, wieder Energie zu produzieren.

Nach drei Monaten kehrte Isabella zu ihrem Arzt zurück. Ihre Laborwerte hatten sich deutlich verbessert — niedrigere Cortisolwerte, bessere Schilddrüsenfunktion und ein ausgeglichenes Verhältnis von Östrogen zu Progesteron. Ihr Arzt fragte, was sie anders gemacht habe. Sie lächelte sanft und sagte: „Ich habe aufgehört, gegen meinen Körper zu kämpfen." Sie erklärte, wie sie gelernt hatte, zu essen, sich zu bewegen und zu denken im Einklang mit ihrer Biologie.

An diesem Abend, als sie vor dem Spiegel stand und sich die Haare kämmte, bemerkte Isabella etwas, das sie seit Jahren nicht mehr gesehen hatte — ein Leuchten in ihren Augen. Die Müdigkeit war verschwunden. Ihr Körper fühlte sich stark und zugleich ruhig an, voller Energie und doch friedlich. Sie hatte Harmonie gefunden, nicht durch Kontrolle, sondern durch Hingabe. Leise flüsterte sie zu sich selbst: „Mein Körper weiß, wie er heilen kann, wenn ich ihn lasse." Zum ersten Mal glaubte sie es wirklich.

Kapitel 8: Emotionale Alchemie – Angst und Wut in heilende Energie verwandeln

Emotionen sind Energie in Bewegung – kraftvolle biologische Signale, die uns führen sollen, nicht bestrafen. Wenn jedoch Emotionen wie Angst, Wut oder Traurigkeit unterdrückt, ignoriert oder missverstanden werden, bleiben sie im Körper stecken und manifestieren sich als Stress, Anspannung und schließlich als Krankheit. Die moderne Wissenschaft bestätigt heute, was alte Weisheiten schon lange wussten: Emotionale Energie beeinflusst direkt die Physiologie. Jede Emotion löst eine Kaskade hormoneller und neuronaler Reaktionen aus, die das Immunsystem, die Verdauung und sogar die Genexpression beeinflussen. Chronische Angst und Wut halten insbesondere Gehirn und Körper in einem dauerhaften Alarmzustand. Emotionale Alchemie ist der Prozess, diese intensiven Zustände durch Bewusstsein, Ausdruck und Umlenkung in heilende Energie zu verwandeln.

Angst beginnt als Signal des Nervensystems, dass sich etwas unsicher oder bedrohlich anfühlt. Sie setzt Cortisol und Adrenalin frei und erhöht die Wachsamkeit. In moderaten Mengen ist dies anpassungsfähig – es bereitet uns auf Handlung vor. Wenn Angst jedoch chronisch wird, überflutet sie das System mit unaufhörlicher Spannung. Die Amygdala wird überaktiv, während der präfrontale Cortex, der für rationales Denken verantwortlich ist, unterdrückt wird. Dadurch wird es schwierig, zwischen realer Gefahr und eingebildeter Angst zu unterscheiden. Der Schlüssel zur Transformation von Angst liegt nicht in ihrer Beseitigung, sondern in ihrer Neuinterpretation. Indem wir das Gehirn trainieren, ängstliche Energie als Botschaft statt als Bedrohung zu sehen, können wir diesen erhöhten Zustand in Klarheit, Motivation und Bewusstsein verwandeln.

Wut funktioniert auf ähnliche Weise. Sie ist die Art des Körpers, Widerstand auszudrücken — eine Forderung nach Grenzen, Gerechtigkeit oder Veränderung. Wenn sie bewusst ausgedrückt wird, kann Wut zu Selbstermächtigung und Transformation führen. Wenn sie jedoch unterdrückt oder explosiv ausgelebt wird, schadet sie sowohl Geist als auch Körper. Unterdrückte Wut führt zu Depressionen, Muskelverspannungen und einer Schwächung des Immunsystems, während chronische Wut das sympathische Nervensystem dauerhaft überaktiv hält. Emotionale Alchemie lehrt, dass Wut, wenn sie anerkannt und mit Mitgefühl umgeleitet wird, zum Feuer des Handelns wird — zu einer konstruktiven Kraft der Heilung statt der Zerstörung.

Der erste Schritt der emotionalen Alchemie ist Bewusstsein. Sie können nicht verwandeln, was Sie nicht fühlen wollen. Wenn Sie Emotionen beobachten, während sie entstehen – ohne Urteil – aktivieren Sie den präfrontalen Cortex und schwächen den Einfluss der Amygdala. Das Aussprechen der Emotion („Ich fühle Angst“, „Ich fühle Wut“) verändert bereits die Gehirnchemie, weil die Verarbeitung von instinktiver Reaktion zu bewusster Wahrnehmung verschoben wird. Sobald eine Emotion erkannt ist, kann sie durch gesunde Wege ausgedrückt werden: Atmung, Schreiben, Bewegung oder kreative Aktivitäten. Dieser Prozess löst festgehaltene Energie und erlaubt dem Nervensystem, wieder ins Gleichgewicht zu kommen.

Der zweite Schritt ist die Umlenkung. Angst und Wut enthalten enorme Energie – sie sind dieselbe rohe Lebenskraft, die Kreativität, Mut und Widerstandsfähigkeit antreibt. Der Schlüssel liegt darin, diese Energie auf etwas Sinnvolles zu richten. Wut in Entschlossenheit zu verwandeln oder Angst in Vorbereitung umzuwandeln, programmiert die Verbindungen im Gehirn neu. Sie beginnen, diese Emotionen nicht mehr als Feinde zu sehen, sondern als Katalysatoren für Wachstum. Wenn Sie ihre Energie bewusst nutzen, werden sie zu kraftvollen Verbündeten im Heilungsprozess.

Der dritte Schritt ist Mitgefühl – für sich selbst und für andere. Viele Menschen fühlen Schuld, wenn sie starke Emotionen erleben, weil sie glauben, immer ruhig bleiben zu müssen. Doch Emotionen sind kein Zeichen von Schwäche; sie sind ein Zeichen von Lebendigkeit. Mitgefühl setzt Oxytocin und Serotonin frei, die die Stressreaktion beruhigen und das hormonelle Gleichgewicht wiederherstellen. Wenn Sie Wut mit Verständnis und Angst mit Geduld begegnen, lehren Sie Ihr Gehirn, dass es sicher ist zu fühlen. Mit der Zeit erweitert sich Ihr emotionales Spektrum – Sie werden widerstandsfähiger, ausgeglichener und offener im Herzen.

Der letzte Schritt der emotionalen Alchemie ist Integration. Nachdem Sie eine Emotion ausgedrückt und umgeleitet haben, nehmen Sie sich Zeit, über die Botschaft nachzudenken, die sie getragen hat. Angst zeigt oft, wo Klarheit oder Handlung notwendig ist. Wut offenbart, wo Grenzen überschritten wurden. Wenn Sie diese Lektionen integrieren, werden Emotionen zu Lehrern statt zu Peinigern. Ihre Energie wird leichter, Ihr Geist klarer und Ihr Körper entspannter. Emotionale Alchemie bedeutet nicht Perfektion, sondern Transformation – schwere Emotionen in Gold zu verwandeln, indem Bewusstsein das Feuer ist, das sie veredelt.

Wie Jordan seine Wut bewältigte

Jordan hatte immer mit Wut zu kämpfen. Als Kind äußerte sie sich in Trotz, als Erwachsener verkleidete sie sich als Kontrolle. Er leitete eine kleine Marketingagentur und war stolz auf seine Disziplin und Präzision, doch unter der Oberfläche war sein Körper angespannt, sein Kiefer fest zusammengebissen, seine Geduld gering. Angst folgte ihm wie ein Schatten. Jede Verzögerung oder jeder Fehler seines Teams fühlte sich wie ein persönlicher Angriff an, jede E-Mail eines Kunden wie eine potenzielle Bedrohung. Er erkannte nicht, dass sein Nervensystem im Überlebensmodus feststeckte – oder dass seine Wut in Wahrheit verkleidete Angst war.

Nach einer plötzlichen Panikattacke während eines Kundengesprächs entschied Jordan, dass er so nicht weitermachen konnte. Eine Therapeutin erklärte ihm, dass seine Angst und seine Wut keine Fehler seien, sondern Signale – Botschaften seines Nervensystems, dass etwas Aufmerksamkeit brauche. „Sie sind nicht kaputt", sagte sie zu ihm. „Sie sind überfordert." Diese Worte veränderten alles. Zum ersten Mal sah er seine Emotionen als Kommunikation statt als Chaos.

Er begann klein. Jeden Morgen, bevor er seinen Laptop öffnete, saß er still mit geschlossenen Augen und atmete tief ein und aus. Wenn Angst auftauchte, kämpfte er nicht dagegen an. Er legte seine Hand auf seine Brust und sagte leise: „Ich höre dich." Wenn Wut aufstieg, explodierte er nicht — er schrieb. Er ließ seine Gedanken ungefiltert in ein Notizbuch fließen. Zunächst waren die Seiten voller Frustration und Groll. Doch nach und nach füllten sie sich mit Erkenntnissen. Er begann Muster zu erkennen: Seine Wut galt nicht seinen Mitarbeitern — sie kam aus seiner Angst vor dem Scheitern. Seine Angst galt nicht den Fristen — sie entstand aus dem Gefühl, nur dann wertvoll zu sein, wenn er perfekt war.

Eines Abends, nach einem besonders stressigen Tag, ging Jordan spazieren. Statt die Ärgernisse des Tages immer wieder zu durchdenken, konzentrierte er sich auf seinen Atem und seine Umgebung — den Geruch von Regen, das Geräusch des Verkehrs, das in der Ferne verklang. Während er ging, spürte er eine Veränderung. Die Enge in seiner Brust löste sich. Die Hitze der Wut verwandelte sich in ruhige Entschlossenheit. Er erkannte, dass seine Emotionen keine Feinde waren — sie waren Energie, die ihn vorwärtsbringen konnte.

In den folgenden Monaten machte Jordan dieses neue Bewusstsein zu einer täglichen Praxis. Wenn vor Präsentationen Angst aufkam, deutete er sie um: „Das ist Energie, die mich auf Fokus vorbereitet." Wenn Frustration aufstieg, hielt er inne, atmete und fragte sich: „Welche Grenze muss hier gesetzt werden?" Er begann, diese Energie zu nutzen, um Struktur in seinem Unternehmen zu schaffen — Aufgaben zu delegieren, klarer zu kommunizieren und realistische Ziele zu setzen. Sein Team bemerkte den Unterschied sofort. Die Atmosphäre im Büro wurde leichter und kooperativer.

Je mehr Jordan emotionale Alchemie praktizierte, desto gesünder wurde er. Sein Schlaf verbesserte sich, sein Blutdruck sank und seine Beziehungen wurden tiefer. Eines Abends, nachdem er ein erfolgreiches Projekt abgeschlossen hatte, blickte er in seinem Büro um sich und spürte etwas, das er seit Jahren nicht mehr gefühlt hatte — Frieden. Die gleichen Emotionen, die ihn früher ausgebrannt hatten, nährten nun seinen Erfolg. Er verstand, dass sein Geist und sein Körper nie im Krieg miteinander waren; sie waren Partner, die nur darauf gewartet hatten, gehört zu werden.

Am Fenster stehend, während die Lichter der Stadt flackerten, flüsterte er zu sich selbst: „Ich kämpfe nicht mehr gegen meine Emotionen. Ich lerne von ihnen.“ Zum ersten Mal fühlte er sich frei — nicht weil er seine Wut oder Angst besiegt hatte, sondern weil er sie verwandelt hatte. Sie waren zu seinen Lehrern geworden und führten ihn zu Balance, Klarheit und dauerhaftem innerem Frieden.

Kapitel 9: Die Verbindung des heilenden Gehirns (Neuroplastizität nutzen, um Gesundheit und Vitalität wieder aufzubauen)

Jahrzehntelang glaubten Wissenschaftler, dass das Gehirn unveränderlich sei — dass sich seine Struktur nach der Kindheit nicht mehr verändern könne. Doch Forschungen der letzten drei Jahrzehnte haben diese Annahme widerlegt. Heute wissen wir, dass das Gehirn bemerkenswert anpassungsfähig ist und sich ein Leben lang neu formen kann. Dieses Phänomen, bekannt als Neuroplastizität, beschreibt die Fähigkeit des Gehirns, neuronale Verbindungen auf Grundlage von Erfahrungen, Gedanken und Verhalten neu zu organisieren. Neuroplastizität ist die Grundlage der Heilung. Sie bedeutet, dass Ihr Gehirn — egal wie stark Stress, Trauma oder Krankheit Sie beeinflusst haben — weiterhin die Fähigkeit besitzt, sich neu aufzubauen und zu regenerieren und damit auch den Körper zu heilen.

Jeder Gedanke, jede Emotion und jede Handlung hinterlässt eine neuronale Spur. Wiederholte Erfahrungen stärken bestimmte Verbindungen, während ungenutzte schwächer werden. Chronischer Stress verstärkt die neuronalen Netzwerke von Angst, Wachsamkeit und Sorge. Je häufiger diese Bahnen aktiviert werden, desto dominanter werden sie. Wenn Sie jedoch regelmäßig Ruhe, Dankbarkeit und positive Aufmerksamkeit praktizieren, aktivieren und stärken Sie alternative Netzwerke von Frieden, Kreativität und Widerstandskraft. Durch Wiederholung beginnt das Gehirn, diese heilenden Wege zu bevorzugen, wodurch sich eine neue Grundlage dafür bildet, wie Sie das Leben erleben. Das ist nicht nur psychologisch — es ist eine biologische Neuverdrahtung.

Der Prozess neuroplastischer Heilung beginnt mit Bewusstsein. Um das Gehirn zu verändern, müssen Sie zunächst seine Muster erkennen. Achten Sie auf Ihre gewohnheitsmäßigen Gedanken, emotionalen Auslöser und körperlichen Reaktionen. Wenn Sie bemerken, dass Sie grübeln oder Katastrophenszenarien entwickeln, halten Sie inne und lenken Sie Ihren Fokus bewusst um. Jedes Mal, wenn Sie von Stress zu Bewusstsein wechseln, unterbrechen Sie ein altes Muster und schaffen Raum für ein neues. In diesen Momenten der bewussten Unterbrechung beginnen sich neue neuronale Verbindungen zu bilden.

Visualisierung ist eine weitere kraftvolle Methode, um Neuroplastizität zu aktivieren. Das Gehirn unterscheidet nicht vollständig zwischen vorgestellten und realen Erfahrungen — das bedeutet, dass das Visualisieren von Heilung, Stärke und

Ruhe dieselben Gehirnregionen aktivieren kann wie echte Erlebnisse. Olympische Athleten nutzen diese Technik zur Leistungssteigerung, und Patienten in der Genesung verwenden sie, um ihre Heilung zu beschleunigen. Wenn Sie sich beispielsweise vorstellen, tief zu atmen, selbstbewusst zu gehen oder sich vital zu fühlen, senden Sie elektrische Impulse durch dieselben motorischen und emotionalen Netzwerke wie bei tatsächlicher Bewegung. Mit der Zeit wird Visualisierung zu einer mentalen Generalprobe für Heilung, die Ihr Gehirn darauf trainiert, Wohlbefinden statt Krankheit zu erwarten.

Bewegung und Achtsamkeit sind ebenso entscheidend. Bewegung erhöht die Produktion des brain-derived neurotrophic factor (BDNF), eines Proteins, das das Wachstum und die Reparatur von Nervenzellen unterstützt. Deshalb verbessert selbst leichte körperliche Aktivität wie Spazierengehen, Yoga oder Dehnen die Stimmung und die geistige Klarheit. In Kombination mit Achtsamkeit – der Fähigkeit, Gedanken ohne Bewertung zu beobachten – entsteht eine ideale Umgebung für neuronale Neuverdrahtung. Achtsamkeit verlangsamt das reaktive Gehirn und stärkt den präfrontalen Cortex, wodurch Sie mehr Kontrolle über Ihre Reaktionen auf Stress erhalten. Zusammen signalisieren Bewegung und Achtsamkeit Ihrem Gehirn, dass das Leben sicher ist, und programmieren das Nervensystem auf Heilung um.

Ein weiteres zentrales Prinzip der Neuroplastizität ist emotional gesteuertes Lernen. Das Gehirn verändert sich am effektivsten, wenn Emotion und Bedeutung beteiligt sind. Das bedeutet, dass freudvolles, inspirierendes Lernen viel wirkungsvoller ist als erzwungene Disziplin. Wenn Sie Aktivitäten nachgehen, die Freude oder Sinn bringen — Musik spielen, im Garten arbeiten, schreiben oder sich mit anderen verbinden — setzt Ihr Gehirn Dopamin frei, was Motivation und Gedächtnis stärkt. Diese emotionale Energie beschleunigt die neuronale Neuverdrahtung. Mit anderen Worten: Heilung geschieht schneller, wenn sie sich gut anfühlt.

Schließlich festigen Wiederholung und Beständigkeit neue neuronale Wege. Genau wie Muskeln durch wiederholte Nutzung stärker werden, wachsen neuronale Netzwerke durch konsequente Aktivierung. Kleine tägliche Handlungen — wie Meditation, Affirmationen, Dankbarkeit und Visualisierung — bauen neue Verbindungen auf, die nach und nach automatisch werden. Anfangs kann sich das ungewohnt anfühlen, da alte Stress- und Selbstzweifelmuster Widerstand leisten. Doch mit Ausdauer verschiebt das Gehirn seinen Standardzustand vom Überleben zur Sicherheit, von Krankheit zu Vitalität. Neuroplastizität ist der Beweis, dass Heilung nicht nur möglich ist, sondern unvermeidlich wird, wenn Sie Ihrem Gehirn die richtigen Impulse geben.

Aus dem Überlebensmodus herausfinden

Evelyn hatte jahrelang mit chronischer Müdigkeit zu kämpfen. Egal wie viel sie schlief, sie wachte erschöpft auf. Ärzte führten zahlreiche Tests durch und verschrieben Nahrungsergänzungsmittel sowie Lebensstiländerungen, doch nichts half. Tief in ihrem Inneren spürte sie, dass das Problem nicht nur körperlich war — es war neurologisch. Ihr Körper war nicht kaputt; ihr Gehirn steckte im Überlebensmodus fest. Eine Freundin gab ihr ein Buch über Neuroplastizität, und während sie las, erwachte etwas in ihr. Die Vorstellung, dass ihr Gehirn sich selbst heilen könnte, gab ihr zum ersten Mal seit Jahren Hoffnung.

Sie begann mit kleinen Veränderungen zu experimentieren. Jeden Morgen, noch bevor sie aus dem Bett aufstand, stellte sie sich vor, wie Energie wie goldenes Licht durch ihren Körper strömte, durch ihre Zellen floss und sie mit Vitalität erfüllte. Anfangs spürte sie nichts — doch sie machte weiter. Zwei Wochen später bemerkte sie subtile Veränderungen. Ihre Gedanken waren leichter. Die Morgen fühlten sich nicht mehr so schwer an. Ihr Gehirn, einst von Müdigkeit getrübt, begann sich wieder lebendig anzufühlen.

Ermutigt integrierte Evelyn achtsame Bewegung in ihren Alltag. Statt sich zu intensiven Workouts zu zwingen, machte sie langsame, bewusste Spaziergänge. Sie achtete auf ihre Atmung, die Wärme der Sonne auf ihrer Haut und den Rhythmus ihrer Schritte. Diese Momente wurden zu bewegten Meditationen — Gelegenheiten für ihr Nervensystem, Sicherheit zu erfahren. Je mehr sie sich mit Bewusstsein bewegte, desto mehr Energie spürte sie danach. Es war, als würde ihr Gehirn lernen, dass Bewegung wiederherstellt statt erschöpft.

Sie begann außerdem, vor dem Schlafengehen Dankbarkeit zu praktizieren. Selbst an schwierigen Tagen schrieb sie drei Dinge auf, die sie schätzte — den Geschmack von Tee, ein freundliches Wort eines Freundes oder den Komfort ihres Zuhauses. Mit der Zeit programmierte dieses nächtliche Ritual ihren Fokus neu. Anstatt Sorgen zu wiederholen, begann ihr Gehirn nach Freude zu suchen. Eines Abends, als sie im Bett lag, bemerkte sie, dass die vertraute Welle der Angst, die sie früher vor dem Einschlafen überkam, ausblieb. Ihr Geist lernte Frieden.

Monate vergingen, und Evelyns Transformation vertiefte sich. Sie bemerkte, dass sich ihre Körperhaltung verändert hatte — sie stand aufrechter, ihre Schultern waren entspannt. Sie reagierte nicht mehr auf Stress wie früher. Wenn unerwartete Herausforderungen auftauchten, hielt sie inne, atmete und entschied sich bewusst für Ruhe. Ihr Gehirn hatte neue

Grundeinstellungen entwickelt. Eine Nachuntersuchung bei ihrem Arzt zeigte normale Hormonwerte und verbesserte Schlafzyklen. Die Müdigkeit, die einst ihr Leben bestimmt hatte, war verschwunden.

Eines Morgens stand Evelyn vor dem Spiegel und lächelte ihr Spiegelbild an. Die Müdigkeit in ihren Augen war durch ein Leuchten ersetzt worden. Leise flüsterte sie: „Mein Gehirn hat meinen Körper geheilt.“ Jahrelang hatte sie geglaubt, Heilung liege außerhalb von ihr — in Medikamenten, Diagnosen oder Behandlungen. Doch die Wahrheit war die ganze Zeit in ihr gewesen. Ihr Gehirn hatte nur neue Anweisungen gebraucht. Durch Visualisierung, Achtsamkeit und tägliche Beständigkeit hatte sie ihre Biologie neu geschrieben. Sie fühlte sich nicht nur besser — sie fühlte sich wiedergeboren.

Kapitel 10: Der Selbstheilungs-Bauplan (Eine tägliche Praxis für lebenslange Gesundheit entwickeln)

Heilung ist kein einmaliges Ereignis – sie ist ein Rhythmus. Sie entsteht durch Wiederholung, Beständigkeit und bewusste Ausrichtung von Geist, Körper und Seele. Jeden Tag interpretiert das Gehirn Signale aus Ihren Gedanken, Emotionen und Ihrer Umgebung, um zu entscheiden, ob es schützen oder reparieren soll. Der Selbstheilungs-Bauplan besteht darin, konsequent die richtigen Botschaften zu senden – Ihrem Gehirn beizubringen, dass das Leben sicher ist, der Körper widerstandsfähig ist und Gesundheit sein natürlicher Zustand ist. Wenn dieser Bauplan täglich praktiziert wird, verwandelt sich Heilung von einer vorübergehenden Erholung in einen dauerhaften Zustand von Vitalität.

Im Zentrum der Selbstheilung steht Bewusstsein. Bewusstsein ist die Grundlage jeder Transformation, denn Sie können nicht verändern, was Sie nicht erkennen. Beginnen Sie jeden Tag damit, sich auf Ihren inneren Zustand einzustimmen. Achten Sie auf Ihre Atmung, Ihre Körperhaltung und Ihre Stimmung. Fragen Sie sich: „Was braucht mein Körper heute?" Diese einfache Selbstwahrnehmung aktiviert den präfrontalen Cortex – den rationalen und mitfühlenden Teil des Gehirns –

und beruhigt gleichzeitig die Amygdala, die Angstreaktionen steuert. Wenn Sie Ihren Tag mit Bewusstsein statt im Autopilot beginnen, bereiten Sie Ihr Nervensystem auf Ruhe, Gleichgewicht und Klarheit vor.

Die zweite Säule des Selbstheilungs-Bauplans ist Routine. Das Gehirn liebt Beständigkeit; es fühlt sich sicher, wenn es weiß, was es erwarten kann. Entwickeln Sie ein Morgen- und Abendritual, das Ihren Tag mit Frieden einrahmt. Am Morgen können Sie tiefe Atemübungen, sanfte Bewegung oder Visualisierung praktizieren, um Energie und Bereitschaft zu signalisieren. Am Abend wechseln Sie zu beruhigenden Aktivitäten — gedämpftes Licht, Tagebuchschreiben oder Dankbarkeitsreflexion — um die Freisetzung von Melatonin und die Erholung einzuleiten. Konstante Routinen regulieren den zirkadianen Rhythmus, stabilisieren Hormone und schaffen die Grundlage für langfristige Widerstandskraft.

Die dritte Säule ist Ernährung — sowohl körperlich als auch emotional. Nahrung ist Information für Gehirn und Körper. Nährstoffreiche, natürliche Lebensmittel senden Signale von Fülle und Sicherheit, während stark verarbeitete Lebensmittel und übermäßiger Zucker dem Körper Stress signalisieren. Ebenso wichtig ist emotionale Ernährung. Positive Beziehungen, Kreativität und Freude sind Formen von Energie, die das Gehirn regenerieren. Menschen sind für

Verbindung geschaffen; Oxytocin, das sogenannte „Bindungshormon", senkt Cortisol und unterstützt die Zellreparatur. Umgeben Sie sich mit Menschen, Erfahrungen und Umgebungen, die Ihrem Nervensystem Frieden vermitteln.

Die vierte Säule ist Bewegung. Der menschliche Körper wurde dafür geschaffen, sich zu bewegen — Bewegung lässt Blut, Sauerstoff und Lymphflüssigkeit zirkulieren, die alle für Entgiftung und Vitalität notwendig sind. Doch Bewegung in diesem Bauplan bedeutet nicht Intensität, sondern Bewusstsein. Langsame, rhythmische Aktivitäten wie Yoga, Dehnen, Schwimmen oder Spaziergänge in der Natur stimulieren das parasympathische Nervensystem und verstärken das Gefühl von Sicherheit. Wenn Sie sich bewusst bewegen, lernt Ihr Gehirn, dass Energie frei fließen kann, ohne Angst — und so entsteht Harmonie zwischen Kraft und Gelassenheit.

Die fünfte Säule ist Stille. Wahre Heilung erfordert Momente der Pause, in denen der Geist integrieren und der Körper reparieren kann. Meditation, tiefe Atmung und stille Reflexion aktivieren das sogenannte Default-Mode-Netzwerk des Gehirns — das System, das für Kreativität, Gedächtnisbildung und emotionale Verarbeitung verantwortlich ist. Schon fünf Minuten Stille pro Tag können Stresshormone und

Entzündungen deutlich reduzieren. Stille lehrt den Körper, dass er nicht mehr im Verteidigungsmodus bleiben muss. Sie ist das Gegengewicht zur Aktivität — der Raum, in dem Wachstum entsteht.

Schließlich ist die sechste Säule die Denkweise. Gedanken sind elektrische Impulse, die die Biologie formen. Jede Überzeugung, die Sie über Ihre Gesundheit haben, sendet Anweisungen an Ihre Zellen. Wenn Sie glauben, dass Ihr Körper heilen kann, beginnt er Energie in diese Richtung zu mobilisieren. Das Gehirn setzt chemische Botenstoffe entsprechend Ihrer dominanten Erwartungen frei. Deshalb sind Dankbarkeit, Optimismus und Selbstmitgefühl nicht nur emotionale Luxusgüter — sie sind neurologische Werkzeuge. Wenn Sie von Angst zu Vertrauen in die Intelligenz Ihres Körpers wechseln, aktivieren Sie bewusst den Placeboeffekt und verwandeln Glauben in Biochemie.

Der Selbstheilungs-Bauplan funktioniert, weil er Neurowissenschaft, Psychologie und alte Weisheit in einer Praxis vereint. Er ist ein täglicher Vertrag mit sich selbst: bewusst zu leben, sich zu nähren, sich zu bewegen, zu ruhen und im Einklang mit Gesundheit zu denken. Heilung bedeutet nicht Perfektion; sie bedeutet Rhythmus. Jeder Atemzug, jeder Gedanke, jede Entscheidung lehrt Ihr Gehirn, wer Sie werden. Wenn Sie sich diesem Prozess widmen, hört Heilung auf, etwas zu sein, dem Sie hinterherjagen – und wird zu etwas, das Sie verkörpern, mühelos, jeden Tag.

Auf der Suche nach dem perfekten Heilungsplan

Sofia hatte jahrelang nach dem perfekten Heilungsplan gesucht – Diäten, Nahrungsergänzungsmittel, Therapien – doch nichts schien dauerhaft zu wirken. Jede Verbesserung wurde von einem Rückfall gefolgt, was sie entmutigte und verwirrte. Eines Abends, während sie über ihren Gesundheitsweg nachdachte, erkannte sie etwas Entscheidendes: Sie hatte ihre Heilung ausgelagert, statt sie zu verkörpern. Sie wartete darauf, dass etwas Äußeres sie reparierte, obwohl der Schlüssel in Wahrheit in ihrem Geist und ihren täglichen Gewohnheiten lag. In dieser Nacht beschloss sie, ihren eigenen Bauplan zu entwickeln – einen Rhythmus, nach dem sie leben konnte.

Am nächsten Morgen begann Sofia ihren Tag anders. Statt sofort zu ihrem Telefon zu greifen, saß sie eine Minute lang still, legte ihre Hand auf ihr Herz und atmete tief ein. „Wie fühle ich mich heute?“ fragte sie sich. Die Antwort überraschte sie – sie fühlte sich ängstlich, doch allein das Anerkennen beruhigte ihren Körper. Es war das erste Mal, dass sie wirklich ohne Urteil auf sich selbst hörte. Danach ging sie spazieren, atmete langsam und ließ das Sonnenlicht ihr Gesicht wärmen.

Es war kein Training; es war eine Erinnerung daran, dass sie lebendig war.

In den folgenden Wochen entwickelte Sofia kleine Rituale. Sie bereitete nahrhafte Mahlzeiten voller Farben und Aromen zu, die ihr Energie gaben. Sie ersetzte nächtliches Scrollen durch Lesen und Schreiben in ihr Tagebuch. Jeden Abend schrieb sie drei Dinge auf, für die sie dankbar war, und eine kleine Absicht für den nächsten Tag. Ihr Körper begann zu reagieren. Ihre Verdauung verbesserte sich, ihre Energie stabilisierte sich, und ihr Geist wurde ruhiger. Sie erkannte, dass ihre Heilung nicht von einer einzelnen Handlung kam, sondern von der Beständigkeit ihrer Selbstfürsorge.

Sofia begann auch, Stille zu praktizieren. Anfangs fühlte sich das ruhige Sitzen seltsam an — ihre Gedanken rasten, ihre To-do-Liste verlangte Aufmerksamkeit. Doch sie blieb dabei. Mit der Zeit wurde es stiller, und die Stille wurde zu ihrem liebsten Moment des Tages. In dieser Stille hörte sie ihre Intuition wieder — eine sanfte Stimme, die sie an ihren Wert erinnerte und sie zu Entscheidungen führte, die sich richtig anfühlten. Diese Stimme hatte sie jahrelang ignoriert, während sie versuchte, alles perfekt zu machen.

Allmählich veränderte sich ihr Leben. Sie sah Stress nicht mehr als Feind, sondern als Signal, langsamer zu werden. Sie begann, zu Dingen nein zu sagen, die sie erschöpften, und ja zu dem, was sich friedlich anfühlte. Ihr Körper, einst angespannt und müde, wurde stark und gleichzeitig gelassen. Sie lächelte häufiger, lachte öfter und vertraute ihrem eigenen Rhythmus. Freunde bemerkten ihre ruhige Ausstrahlung und fragten nach ihrem Geheimnis. Sie antwortete einfach: „Ich habe aufgehört, aus Angst zu heilen, und angefangen, aus Liebe zu heilen."

Monate später saß Sofia mit einer Tasse Tee am Fenster und beobachtete den Sonnenaufgang. Sie fühlte sich geerdet, präsent und frei. Der Selbstheilungs-Bauplan war kein Plan mehr, dem sie folgte — er war zu einem Teil von ihr geworden. Jeder Atemzug bestätigte die Botschaft, die ihr Gehirn nun kannte: Ich bin sicher. Ich bin ganz. Ich heile. Und in diesem Moment verstand sie, dass Gesundheit nie etwas war, das man zurückerlangen musste — sondern etwas, das man sich wieder erinnern durfte.

Epilog: Zurück zur Ruhe finden

Heilung beginnt dort, wo Bewusstsein auf Entscheidung trifft. In diesem Buch haben Sie die außergewöhnliche Fähigkeit des Gehirns kennengelernt, den Körper zu verändern – Gleichgewicht wiederherzustellen, Widerstandskraft aufzubauen und jahrzehntelange stressbedingte Muster neu zu schreiben. Was Sie gelernt haben, ist keine Theorie, sondern eine Wahrheit, die durch Wissenschaft und gelebte Erfahrung bestätigt wird: Das Gehirn ist nicht Ihr Feind, sondern Ihr größter Heiler. Die Hormone, Emotionen und Reaktionen, die einst unkontrollierbar erschienen, sind in Wirklichkeit Botschaften – Einladungen, sich an Ihre eigene Kraft zu erinnern. Jeder Gedanke, den Sie denken, und jeder Atemzug, den Sie nehmen, formt die Chemie Ihres Körpers. Der Weg zur Heilung liegt nicht darin, dem Leben zu entfliehen, sondern darin, Ihre Reaktion darauf zu meistern.

Die moderne Welt konditioniert uns dazu, im Kampf-oder-Flucht-Modus zu leben – zu hetzen, uns zu sorgen und unseren Wert an Produktivität zu messen. Doch der menschliche Körper wurde für Balance geschaffen, nicht für Erschöpfung. Das Nervensystem ist uralt und weise; es weiß, wann es schützen und wann es reparieren muss. Das Problem ist, dass die meisten von uns ihm nie erlauben zu ruhen. Wir verwechseln Adrenalin mit Energie, Anspannung mit Stärke und Taubheit mit Widerstandskraft. In Wahrheit ist das Gegenteil richtig: Ruhe ist Kraft, Erholung ist Reparatur und Bewusstsein ist Evolution. In einen regulierten Zustand zurückzukehren ist keine Schwäche – es ist Ihre natürliche Bestimmung. Heilung beginnt in dem Moment, in dem Sie sich entscheiden, zu Ihrer inneren Ruhe zurückzukehren.

Stress wird immer existieren, doch wie Sie ihm begegnen, entscheidet darüber, ob er Sie schwächt oder stärkt. Ein Leben ohne Stress ist weder realistisch noch notwendig. Das Ziel ist nicht, Herausforderungen zu vermeiden, sondern ihnen mit einem Gehirn und Körper zu begegnen, die wissen, wie sie sich anpassen können. Wenn Sie Ihr Nervensystem trainieren, sich schnell zu erholen – von Anspannung zurück zu Frieden zu gelangen – entwickeln Sie ein widerstandsfähiges Gleichgewicht. Das ist die wahre Definition von Heilung: nicht die Abwesenheit von Schwierigkeiten, sondern die Präsenz von Balance. Es ist das stille Vertrauen, dass Ihr innerer Zustand stabil bleibt, egal was geschieht.

Dieser Prozess beginnt jeden Morgen, wenn Sie aufwachen. Sie haben die Möglichkeit zu entscheiden, ob Stress Ihre Chemie bestimmt oder ob Sie Ihr inneres Klima bewusst gestalten. Der Atem ist Ihr erster Lehrer. Mit jedem tiefen Einatmen erinnern Sie Ihren Körper daran, dass er lebt; mit jedem langen Ausatmen sagen Sie Ihrem Gehirn, dass es sicher ist.

Bewusstsein ist Ihr zweiter Lehrer. Wenn Sie bemerken, dass Angst, Urteil oder Spannung aufkommen, begegnen Sie ihnen mit Neugier statt mit Widerstand. In dem Moment, in dem Sie Ihren Stress beobachten, anstatt automatisch darauf zu reagieren, gewinnen Sie die Kontrolle zurück. Ruhe ist nichts, das Sie finden — es ist etwas, das Sie üben, bis es zu einem Teil von Ihnen wird.

Ihre täglichen Rituale sind die Sprache, mit der Sie zu Ihrer Biologie sprechen. Jede Handlung der Selbstfürsorge — nährende Nahrung, achtsame Bewegung, Stille, Lachen, Dankbarkeit — sendet dem Gehirn eine einzige Botschaft: „Ich bin sicher." Je öfter Sie diese Botschaft senden, desto mehr beginnt Ihr Körper, ihr zu glauben. Mit der Zeit verdrahtet sich Ihr Nervensystem neu, Hormone kommen ins Gleichgewicht und Entzündungen nehmen ab. Die Veränderung fühlt sich anfangs subtil an — tieferer Schlaf, stabilere Stimmung, leichtere Gedanken — doch sie verstärkt sich still, bis eines Tages Frieden zu Ihrem Grundzustand wird. Sie erkennen, dass Sie nicht mehr von Krankheit heilen, sondern in Harmonie leben.

Die Wissenschaft nennt diesen Prozess Neuroplastizität; alte Weisheit nennt ihn Selbsterkenntnis. Beide beschreiben dieselbe Wahrheit: Der Körper heilt, wenn der Geist sich erinnert, wer er ist. Sie waren nie dazu bestimmt, in ständiger

Angst oder Erschöpfung zu leben. Sie wurden geschaffen, um zu wachsen, sich anzupassen und zu gedeihen. Heilung ist Ihr natürlicher Zustand, denn das Leben selbst ist ein selbstkorrigierendes System. Wenn Sie sich mit dieser Intelligenz ausrichten — wenn Sie darauf vertrauen, dass dieselbe Kraft, die eine Wunde heilt, auch Ihren Geist wiederherstellen kann — hören Sie auf, Heilung zu erzwingen, und beginnen, sie zuzulassen.

Wenn Sie nun Ihren Weg fortsetzen, denken Sie daran, dass Heilung nicht linear verläuft. Es wird Tage geben, an denen alte Muster zurückkehren, an denen sich Spannung einschleicht und Frieden weit entfernt scheint. An diesen Tagen verzweifeln Sie nicht. Atmen Sie stattdessen und erinnern Sie sich: „Das ist Teil der Neuverdrahtung." Das Gehirn lernt durch Kontrast. Jedes Mal, wenn Sie sich für Ruhe statt für Chaos entscheiden, stärken Sie neue neuronale Verbindungen. Jeder Rückschlag ist eine weitere Gelegenheit für Ihr Nervensystem, Erholung zu üben. Seien Sie sanft zu sich selbst. Der Körper reagiert schneller auf Freundlichkeit als auf Kontrolle.

Am Ende geht es in *The Stress Cure* nicht darum, Stress zu entkommen, sondern die Kunst der Rückkehr zu meistern — die Rückkehr zu Balance, Klarheit und Vertrauen in die Weisheit Ihres Körpers. Sie sind kein Opfer Ihrer Biologie; Sie sind ihr Dirigent. Jeder Gedanke ist eine Note, jeder Atemzug ein Rhythmus, und zusammen formen sie die Melodie Ihres Lebens. Wenn Gehirn und Körper im Einklang sind, beginnt alles zu fließen — Verdauung, Energie, Beziehungen, Kreativität, Freude. Sie heilen nicht mehr von außen nach innen, sondern von innen nach außen.

Lassen Sie dies zu Ihrer täglichen Affirmation werden:
„Ich bin ruhig. Ich bin sicher. Mein Körper weiß, wie er heilt. Jeder Atemzug bringt mich zurück ins Gleichgewicht."

Tragen Sie diese Wahrheit mit sich, während Sie durch Ihre Tage gehen. Der Bauplan für Gesundheit existiert bereits in Ihnen. Alles, was Sie tun müssen, ist zuzuhören — Ihrem Atem, Ihren Emotionen, Ihrer Intuition. Heilung ist kein Ziel, sondern ein Rhythmus, der in jedem Moment des Bewusstseins lebt. Wenn Sie zu diesem Rhythmus zurückkehren, kehren Sie zu sich selbst zurück — friedlich, ganz und unendlich fähig zur Erneuerung.

www.ingramcontent.com/pod-product-compliance
Lightning Source LLC
La Vergne TN
LVHW022015200926
848481LV00007B/2404